RÉALISER L'IMPOSSIBLE

Dr Albert Bourla

P.-D.G. de PFIZER

RÉALISER L'IMPOSSIBLE

Au cœur du plus grand laboratoire au monde pour endiguer la pandémie

Traduit de l'anglais (États-Unis) par Sébastien Baert

Michel Lafon

Titre original :
Moonshot
Inside Pfizer's Nine-Month Race
to Make the Impossible Possible

118, avenue Achille-Peretti – CS 70024
92521 Neuilly-sur-Seine Cedex
www.michel-lafon.com

Aux plus de cinq millions de personnes
qui ont perdu la vie à cause de la COVID-19,
ainsi qu'à leurs familles et à leurs proches.
Aux 250 millions de patients
qui ont été contaminés, se sont battus et ont survécu.
Aux plus de 46 000 patients
qui ont participé aux essais cliniques du vaccin.
À mes collègues de chez Pfizer et à leurs familles
qui ont permis que tout devienne possible.
À nos partenaires de chez BioNTech,
et en particulier à Uğur Şahin et Özlem Türeci.
À ma femme Myriam et à mes enfants Mois et Selise
qui m'ont soutenu du début à la fin.

Avant-propos

Il y a trente-cinq ans, avec mes collègues de la Fondation Carter, j'ai entrepris d'éradiquer la dracunculose, maladie causée par le ver de Guinée, un horrible parasite qui faisait souffrir plus de 3,5 millions d'individus, surtout dans les régions les plus pauvres d'Afrique. Aujourd'hui, il y a moins de 30 cas d'infection dans le monde.

Cet objectif a conduit la Fondation Carter à travailler durant des dizaines d'années à l'amélioration de la santé dans le monde en luttant contre six maladies tropicales évitables au sein de dizaines de milliers de communautés incapables d'assurer la moindre politique de soins. Contrairement à la COVID-19, qui aura touché la quasi-totalité des habitants de la planète, ces maladies sont pour la plupart oubliées, et donc négligées par les pays développés.

La principale leçon tirée de la lutte contre ces maladies concerne l'importance des partenariats et des collaborations entre les différents secteurs afin de promouvoir une politique de santé publique pour tous, à l'échelle mondiale, et, surtout, de ne jamais baisser les bras.

Notre travail serait impossible sans une industrie pharmaceutique innovante. La médecine est essentielle à l'élimination et à l'éradication de nombreuses maladies. En fait, l'un des programmes dont je suis le plus fier relève de la lutte que la Fondation Carter mène depuis plus de vingt ans en partenariat avec Pfizer et d'autres structures contre le trachome cécitant.

Nous constatons de réels progrès, l'Organisation mondiale de la santé (OMS) ayant enregistré 11 pays débarrassés du trachome en 2021. J'espère que nous parviendrons à l'élimination totale de cette infection avant 2030. Notre collaboration avec Pfizer s'est révélée fondamentale dans la lutte contre cette maladie, et je suis heureux de vous présenter l'histoire de la mise au point du vaccin de Pfizer contre la COVID-19. Il s'agit d'une innovation dont le monde entier avait besoin et qui témoigne de la conviction profonde du docteur Bourla et de Pfizer que « la science finit toujours par l'emporter ».

Pfizer a été le premier laboratoire à recevoir une autorisation d'utilisation d'urgence pour un vaccin contre la COVID-19 de la part de la Food and Drug Administration (FDA, l'agence américaine des produits alimentaires et médicamenteux). Le leadership du docteur Bourla a poussé les employés de Pfizer à faire l'impossible. Ils méritent toute notre gratitude pour leur détermination à s'attaquer à cette maladie. Ayant eu la chance de visiter les locaux de Pfizer, j'ai été témoin de la fierté avec laquelle ils font leur travail. Je leur ai été reconnaissant – même si cela ne m'a pas surpris – de s'être attelés à cette tâche : donner de l'espoir au moment où l'on en manque le plus, croire au pouvoir de la science quand on commence à en douter, et se surpasser pour éviter de baisser les bras.

Vous allez être émerveillés par la complexité du projet de Pfizer : ce que cela lui a coûté de découvrir, de mettre au point et de lancer le premier vaccin contre la COVID-19.

Le président Jimmy Carter
Plains, Géorgie

Préface

La chance ne sourit qu'aux esprits bien préparés

> « *L'excellence n'est jamais le fruit du hasard. Elle résulte d'un choix judicieux entre de nombreuses possibilités. Ce sont nos choix, et non la chance, qui déterminent notre destinée.* »
>
> *Aristote, 384-322 av. J.-C.*

Le mardi 31 décembre 2019, les autorités chinoises prévinrent l'OMS qu'un mystérieux virus était à l'origine d'une maladie ressemblant à une pneumonie chez un petit groupe de patients, dans la ville de Wuhan. Peu après, on baptisa ce virus « SARS-CoV-2 ». Moins d'un an plus tard, le mardi 8 décembre 2020, Margaret Keenan, âgée de près de 91 ans, se fit injecter une dose du vaccin contre la COVID-19 de Pfizer/BioNTech à l'hôpital universitaire de Coventry, en Angleterre, devenant ainsi, grâce à la technologie ARNm, la première personne au monde à se faire vacciner contre le virus responsable de la pandémie la plus dévastatrice de ces cent dernières années. Joyeusement vêtue d'un pull de Noël dans son fauteuil roulant, elle se fit pousser dans les couloirs de l'établissement sous les ovations des infirmières et du personnel hospitalier. Au même moment, dans tout le Royaume-Uni, on fêta l'événement comme s'il s'agissait de la fin d'une guerre.

L'histoire des neuf mois de travail qui conduisirent à cette magnifique journée se déroule au cours de cette angoissante année 2020. Mais elle trouve son origine au moins deux ans et demi plus tôt. Le 1er janvier 2018, je fus nommé directeur de l'exploitation, une fonction qui me permit durant un an de me préparer à une éventuelle transition au sommet de la hiérarchie. Obnubilé par la croissance de l'entreprise, j'avais pour devise : « La croissance n'arrive jamais par hasard, elle se crée. » Et, dans notre secteur, la seule façon de créer de la croissance est d'avoir un impact positif significatif sur la vie des patients. Raison pour laquelle nous avons dû transformer Pfizer en une structure centrée sur le patient et focalisée sur la science et l'innovation. Je suis de nature optimiste, sans doute parce que ma mère, qui a courageusement échappé de justesse à la mort quelques minutes après avoir été alignée contre un mur, devant un peloton d'exécution nazi durant l'Holocauste, m'a convaincu que rien n'est impossible. Mais mon optimisme pour le nouveau Pfizer que je m'apprêtais à diriger était pleinement justifié. Au cours des neuf années précédentes, Ian Read, mon prédécesseur, un homme de conviction qui m'a beaucoup appris, avait réformé notre outil de recherche et développement (R&D), permettant ainsi à notre entreprise à la productivité médiocre de devenir leader du secteur. Cela me donna la confiance nécessaire pour penser « très grand » ce qui était indispensable pour transformer Pfizer et aller « très vite » dans l'exécution de mes projets. Les douze mois qui suivirent, avant mon accession au poste de directeur général, je mis en place des stratégies et une organisation et choisis l'équipe de direction qui me rejoindrait dans notre aventure transformationnelle. Le jour où je fus nommé directeur général, je savais exactement ce que je voulais. À cette date, le conseil d'administration de Pfizer me convoqua dans la salle de réunion d'un hôtel californien pour confirmer ma nomination. J'en remerciai les membres, et, avec un sourire, déclarai à voix haute : « Il n'y a qu'en Amérique qu'on peut voir ça ! » Il n'y a qu'en Amérique qu'un immigrant grec à l'accent prononcé peut devenir directeur général d'une des plus grandes entreprises du monde.

Aussitôt après avoir pris les rênes de la société, je lançai la transformation la plus spectaculaire de son histoire. En quelques mois, je réorganisai le portefeuille de nos filiales. Par exemple, nous avons trouvé de meilleurs débouchés hors de Pfizer pour Consumer Healthcare et Upjohn (dont les brevets étaient tombés dans le domaine public). Ces deux filiales étaient importantes : en 2018, elles représentaient plus de 25 % de notre chiffre d'affaires total. Mais la première avait de faibles parts de marché, et la seconde était en déclin. Dans les deux cas, leurs nouveaux points de chute leur offraient de meilleures perspectives que chez Pfizer. Notre activité de santé sans ordonnance fusionna avec celle de GlaxoSmithKline, donnant naissance à la plus grosse société au monde de médicaments en vente libre. Upjohn fusionna avec Mylan pour former Viatris, le plus grand spécialiste au monde en médicaments génériques. La séparation fut loin d'être facile. Certains membres de mon équipe étaient inquiets de laisser partir une telle part de chiffre d'affaires. « Nous ne serons plus les plus gros », lança quelqu'un. « Nous ne devons pas chercher à être les plus gros, mais les meilleurs », lui rétorquai-je. « Un bon jardinier doit tailler ses arbres au début du printemps, expliquai-je à un journaliste. Pfizer est au printemps de sa croissance. » Nous étions loin de nous douter, à l'époque, qu'en renonçant à ces deux activités à croissance lente mais prévisible, et en nous concentrant uniquement sur notre cœur de métier, l'innovation, nous nous mettrions en position, deux ans plus tard, de fournir un vaccin capable d'enrayer une pandémie, et, par la même occasion, de redevenir la plus grande entreprise pharmaceutique du monde. Outre les inquiétudes liées à la « taille » de la société, surgirent de nombreuses préoccupations d'ordre affectif. Certaines des marques emblématiques qui avaient fait la célébrité de Pfizer appartenaient à ces deux entreprises : Advil, Centrum, Tahor, Norvasc et Viagra, pour n'en citer que quelques-unes. Nous avions l'impression de nous séparer de nos plus grands succès. Mais j'étais conscient que ce qui fait la grandeur d'une entreprise, c'est sa capacité à optimiser la revente de ses propres réussites et à chercher de nouveau la gloire en se tournant vers d'autres horizons.

Tout en réduisant la taille de l'entreprise, nous avons investi des milliards de dollars dans le renforcement de nos capacités scientifiques et de nos actifs actuels. En quelques mois, nous avons fait l'acquisition de quatre sociétés de biotechnologie. Parmi elles, Array, une entreprise du Colorado réputée pour « soigner l'insoignable ». Ces sociétés généraient plus de frais que de recettes, mais elles nous aidèrent à nous mettre en position de force d'un point de vue scientifique. Par ailleurs, nous avons commencé à développer de nouvelles aptitudes. Par exemple, le jour où je pris mes fonctions de directeur général, je nommai Lidia Fonseca directrice de la transformation numérique de Pfizer, sous ma responsabilité directe. Lidia, née au Mexique, avait émigré aux États-Unis quand elle était enfant et obtenu ses masters aux Pays-Bas. Elle est passionnée par la façon dont l'outil numérique est susceptible d'améliorer les résultats dans le domaine de la santé. Spécialiste de la mutation numérique, elle nous rejoignit après avoir travaillé chez Quest Diagnostics. Je lui donnai comme priorité de numériser le département de R&D afin d'améliorer la collaboration, la transparence et la rapidité. Mais tous ces changements étant très onéreux, nous avons dû, pour soutenir cette nouvelle orientation, procéder à une réaffectation radicale du capital.

Nous avons par exemple considérablement augmenté les budgets consacrés à la R&D et au numérique. Pour compenser, nous avons pris des mesures draconiennes, notamment en réduisant les dépenses de marketing et les frais administratifs. Six mois après ma nomination au poste de directeur général, le conglomérat de sociétés que Pfizer avait été jusqu'alors fit place à une société particulièrement centrée sur l'innovation scientifique.

Je savais qu'une transformation d'entreprise de cette ampleur ne pouvait être menée à bien seulement en modifiant son portefeuille d'activités ou l'affectation de son capital. Pour réussir, il fallait changer la culture de l'entreprise. Pour être à la hauteur de nos objectifs et de notre promesse aux patients, il nous fallait accepter de prendre davantage de risques et faire preuve d'une plus grande audace.

Avec une population mondiale vieillissante de plus en plus urbanisée, il m'apparaissait clairement que la demande de nouvelles solutions médicales innovantes allait continuer à croître. Il nous fallait une culture à même de favoriser l'innovation en voyant grand et en sortant des sentiers battus. Le coût des soins médicaux étant également en hausse, les disparités en matière de santé pouvaient devenir un problème de plus en plus important. Il nous fallait une culture plus à l'écoute des besoins de la société et entièrement consacrée à un objectif des plus nobles. Mais une nouvelle culture ne se décrète pas. On ne peut pas demander à un enseignant d'une école de commerce de dresser la liste des différentes cultures d'entreprise pour nous aider à choisir la meilleure. Pour une société, la culture gagnante dépend de son histoire, de la mémoire institutionnelle de ses échecs et de ses succès, des défis et des occasions qui se présenteront dans les dix ans à venir, de son environnement et de nombreux autres facteurs. Pour pouvoir mettre en place une culture gagnante, il faut tenir compte de toutes les pièces de ce puzzle.

Deux semaines à peine après ma nomination au poste de directeur général, les mille principaux dirigeants de Pfizer du monde entier se réunirent en Floride pour discuter, débattre et déterminer ce à quoi devait ressembler le nouveau Pfizer. Après ce séminaire, il ne restait aucun doute sur nos objectifs. Si nous existions, c'était parce que la société attendait – exigeait – de nous des « innovations qui changent la vie des patients ». Nous avons longuement débattu pour savoir si nous devions employer les termes « médicaments » et « vaccins », mais avons opté pour « innovations », à la fois plus général et plus puissant. Les frontières entre les technologies s'estompant de plus en plus, parler uniquement de médicaments ou de vaccins nous semblait trop restrictif et ne reflétait plus les réalités de cette nouvelle décennie de recherche scientifique.

Quelques mois plus tard, nous avons présenté la nouvelle culture de Pfizer à nos employés du monde entier. En quatre mots simples.

COURAGE : Les innovations ne sont possibles qu'en remettant en question les conventions, surtout face à l'incertitude et à l'adversité. Il faut voir grand, s'exprimer franchement et faire preuve de détermination.

EXCELLENCE : Nous ne pouvons changer la vie des patients que si nous donnons le meilleur de nous-mêmes. Il nous faut nous concentrer sur l'essentiel, nous accorder sur qui fait quoi et évaluer les résultats.

ÉQUITÉ : Chacun mérite d'être vu, entendu et pris en considération. Il faut être inclusif, agir avec intégrité et réduire les inégalités en matière de soins médicaux.

JOIE : Nous nous donnons corps et âme à notre travail, et il nous le rend. Nous trouvons la joie quand nous sommes fiers, quand nous nous reconnaissons mutuellement et quand nous nous amusons.

Bien sûr, personne n'imaginait, en janvier 2019, lorsque nous évoquions « les innovations qui changent la vie des patients », qu'en l'espace de deux ans, l'évolution de notre entreprise allait nous permettre de modifier à ce point l'existence d'un si grand nombre d'individus. De mettre au point le premier vaccin sûr et efficace contre la pandémie, homologué dans de nombreux pays. Si nous y sommes parvenus, ce n'est pas parce que nous avons eu de la chance. C'est parce que nous y étions préparés. Les employés de Pfizer savaient à cette époque que le courage de voir grand et de prendre des décisions difficiles, voire contre-intuitives, était non seulement permis, mais souhaité ; que l'excellence dans l'exécution n'était pas pour nous, mais pour les patients ; que l'équité et la réduction des inégalités en matière de soins médicaux n'étaient pas l'affaire des autres, mais une partie importante de notre objectif ; et que le service que nous rendions devait susciter notre joie, notre fierté et un dévouement de tous les instants à notre objectif. **Courage, Excellence, Équité, Joie.** Ces termes puissants font désormais partie de notre quotidien, chez Pfizer, et nous ont préparés aux défis qui nous attendaient.

On reparle aujourd'hui de l'idée d'un *moonshot*. Le terme a été employé pour la première fois en 1949, quand les Américains envisageaient d'explorer l'espace. Ce n'est pas une coïncidence si c'était également une période de grandes innovations dans l'élaboration de vaccins, avec notamment l'association de la diphtérie, du tétanos et de la coqueluche en une seule injection. La polio y fut ajoutée quelques années plus tard, en 1955. Mais l'idée du *moonshot* est entrée pour de bon dans le lexique américain des années 1960 lorsque le président Kennedy promit que l'homme irait sur la Lune et en reviendrait sain et sauf. Il soutenait qu'il avait choisi la Lune non parce que c'était facile, mais justement parce que c'était difficile : « Parce que cet objectif servira à organiser et à offrir le meilleur de notre énergie et de notre savoir-faire, parce que c'est le défi que nous sommes prêts à relever, celui que nous refusons de remettre à plus tard, celui que nous avons la ferme intention de remporter[1]. »

Plus récemment, Mariana Mazzucato, professeur d'économie de l'innovation et de la valeur publique à l'University College de Londres (UCL), a écrit dans son

1. Traduction officielle du discours de Kennedy du 12 septembre 1962 disponible au John F. Kennedy Presidential Library and Museum – NdT.

livre *Mission Economy: A Moonshot Guide to Changing Capitalism* que nous avons été témoins des nombreuses « retombées » du *moonshot* de Kennedy sur la vie sur Terre : des innovations technologiques et organisationnelles impossibles à prédire à l'époque. Il s'était agi d'un « exercice de résolution de problèmes à grande échelle ». Raisons pour lesquelles il me paraissait opportun d'appeler ce livre *Moonshot*[2]. Comme le *moonshot* de Kennedy, le travail de mise au point du vaccin contre la COVID-19 était lui aussi un exercice de résolution de problèmes à grande échelle. Un exercice qui nous permit de consolider les connaissances scientifiques d'une dizaine d'années en neuf mois, et qui aura des effets dans de nombreux domaines scientifiques, affectant la vie sur Terre de manière plus importante que nous ne l'envisagions au début.

Les neuf mois dont il est question dans ce livre furent les plus difficiles et les plus gratifiants de mon existence, aussi bien d'un point de vue personnel que professionnel. L'histoire de notre succès est celle de la conjonction de trois valeurs : le pouvoir de la science, l'importance pour la société de pouvoir compter sur un secteur privé dynamique, et l'immense potentiel de l'ingéniosité humaine.

Aujourd'hui, nous sommes tous confrontés à d'énormes défis, du réchauffement climatique à la fracture sociale, en passant par les inégalités et pléthore de problèmes inhérents à chaque communauté.

2. *Moonshot* est le titre original du livre – NdE.

Je partage avec vous l'histoire de notre *moonshot* – les défis que nous avons relevés, les leçons que nous en avons tirées et les valeurs fondamentales qui nous ont permis de parvenir à nos fins – dans l'espoir qu'elle puisse inspirer et façonner le vôtre, quel qu'il soit.

Dr Albert Bourla

– 1 –

Une situation inédite

> « *Ce qui compte, ce n'est pas ce qui t'arrive, mais ta façon de réagir.* »
>
> *Épictète, 50-130 apr. J.-C.*

J'étais directeur général de l'entreprise depuis quinze mois. Le nouveau coronavirus à l'origine d'une épidémie inquiétante à Wuhan, en Chine, était sur le point de provoquer une terrifiante pandémie mondiale. Notre équipe en Chine était déjà contrainte de travailler à domicile. Aux États-Unis, un premier décès avait été signalé à Seattle, et, soudain, les villes, les championnats sportifs et la bourse se retrouvaient en plein désarroi. Le président Trump m'invita d'urgence à me joindre à d'autres grands scientifiques du secteur pharmaceutique et de la santé publique lors d'une réunion qui se tiendrait le 2 mars dans la Cabinet Room de la Maison-Blanche. Étant alors en

Europe pour prononcer un discours au Forum économique de Delphes, j'ai demandé à Mikael Dolsten, notre directeur de la R&D, d'assister à la réunion à ma place. Médecin et scientifique, Mikael avait été formé en Suède et avait participé à la création de plus de trente médicaments homologués. Il avait rejoint Pfizer en 2009 au poste de directeur scientifique à la tête du service de R&D. Cela faisait des années que nous travaillions en étroite collaboration. Malgré le défi personnel que représenterait pour lui la COVID-19, il allait jouer un rôle primordial dans notre *moonshot*.

La réunion était prévue le lundi. Le dimanche, vers midi, mon téléphone sonna. Mikael venait d'atterrir à Washington, et il travaillait d'arrache-pied sur le message que nous souhaitions transmettre au gouvernement américain. Jusqu'alors, la plupart de nos réflexions avaient porté sur la conception de remèdes susceptibles de maintenir les patients en vie. Mais pourquoi ne pas mettre au point un vaccin qui empêcherait les gens de contracter le virus ? En d'autres termes, devions-nous orienter nos moyens vers un traitement curatif ou préventif ?

Dans le contexte de la COVID-19, un traitement seul ne permettrait pas de mettre fin à la pandémie. Contrairement à un vaccin. Dans un article de juin 2018 paru dans *Vaccines Europe*, la vaccination était reconnue comme « l'une des interventions de santé publique les plus rentables jamais mises en œuvre » et on y faisait valoir que la vaccination des enfants était « l'une des plus grandes réussites médicales du XXe siècle ». D'après l'OMS, les vaccins permettent d'éviter deux à trois millions de morts dans le monde chaque année. Pourtant, tous les ans, environ 1,5 million de personnes, dont 42 000 rien qu'aux États-Unis, meurent de maladies qui auraient pu être évitées grâce à la vaccination. À l'échelle internationale, un enfant sur cinq de moins de cinq ans n'a pas accès aux vaccins qui pourraient lui sauver la vie. Après l'eau potable et les installations sanitaires, ce sont les vaccins qui ont l'impact le plus marquant sur la santé publique. C'est pourquoi, lorsque j'étais devenu directeur général, j'avais considérablement augmenté les investissements dans la recherche sur les vaccins.

Lors de cet appel téléphonique, Mikael et moi sommes convenus que ce virus était différent, et qu'il fallait avant tout concentrer nos recherches sur un vaccin. Ce qui distingue, entre autres, les capacités de Pfizer en matière de fabrication de vaccins est le fait que l'entreprise est extrêmement intégrée de bout en bout, de la recherche initiale aux essais de phase avancée et à la conception clinique. Nous disposons également d'une des meilleures équipes de vaccinologie au monde, dirigée par Kathrin Jansen, une scientifique allemande aussi courageuse que coriace. Nous avions donc de sérieux atouts dans notre manche. Kathrin, dont la carrière est jalonnée d'innovations chez Wyeth, Merck et GlaxoSmithKline, est issue d'une famille est-allemande qui avait fui son pays juste avant la construction du mur de Berlin. Après une formation de microbiologiste en Allemagne, elle a effectué ses recherches postdoctorales à l'université Cornell et dirige aujourd'hui une équipe de scientifiques de renommée mondiale qui travaille dans les laboratoires de Pfizer à Pearl River, une petite ville de l'État de New York. Paul Offit, directeur du Vaccine Education Center à l'hôpital pédiatrique de Philadelphie, a déclaré à un journaliste de *Stat* : « C'est exactement le genre de personne qu'on souhaite voir à ce poste. Elle se bat pour les vaccins qu'elle juge importants. Ceux qui pensent que les laboratoires pharmaceutiques sont diaboliques devraient passer un peu de temps avec des personnes comme Kathrin Jansen. »

Je me rappelle avoir demandé à Mikael : « Si ce n'est pas nous, alors qui le fera ? Dites à la Maison-Blanche que nous sommes partants pour un vaccin. » Je me souviens de l'enthousiasme dans sa voix.

Le lendemain, dans la Cabinet Room, le Président était entouré du vice-président Mike Pence, du ministre de la Santé et des Services sociaux Alex Azar, du Dr Tony Fauci des Instituts américains de la santé, des dirigeants des Centres pour le contrôle et la prévention des maladies (CDC), et de nos collègues de l'industrie pharmaceutique. Il fut beaucoup question de traitements curatifs. Quand ce fut au tour de Mikael de s'exprimer, il déclara au Président : « Il n'y a pas qu'une seule solution. Je crois que nous devrions proposer plusieurs approches, aussi bien d'un point de vue thérapeutique que vaccinal. » Il expliqua que Pfizer avait déjà lancé un programme thérapeutique disposant de tous les fonds nécessaires tout en explorant parallèlement la piste vaccinale, une équipe de 30 000 personnes étant chargée d'organiser des études cliniques et de concevoir aussi bien des traitements curatifs que des vaccins. Il annonça que Pfizer avait déjà commencé à mobiliser ses spécialistes en vaccins au sein de ses sites du monde entier pour qu'ils se préparent à cette deuxième approche contre la COVID-19, que nous partagerions nos découvertes avec toutes les personnes présentes autour de la table, que nous agirions comme une équipe unie, et que nous ferions au plus vite compte tenu de l'urgence de la situation. « Formidable, répondit le Président. Merci beaucoup. C'est vraiment fantastique. »

Mikael m'appela plus tard dans la journée pour me faire un compte rendu de la réunion. Il me raconta que la majeure partie de la discussion avait porté sur des traitements et non sur la prévention. « Tony Fauci m'a paru enthousiaste quand j'ai annoncé que nous allions également travailler sur un vaccin », me précisa-t-il.

Entre-temps, à mesure que le virus se propageait, la vie changeait. Le forum où j'étais invité à m'exprimer, le Forum économique de Delphes, fut brusquement reporté. À mes yeux, ce fut un signal lourd de sens. Je décidai donc de rentrer plus tôt que prévu. Dans l'avion, je ne cessai de réfléchir à la situation, à ce coronavirus et aux priorités que Pfizer devait établir pour y faire face.

Les coronavirus sont une grande famille de virus qui doivent leur nom aux protéines S en forme de couronne à leur surface. Ce n'était pas la première fois qu'ils nous posaient problème. En 2003, l'épidémie de syndrome respiratoire aigu sévère (SRAS) avait suscité l'inquiétude dans le monde entier en raison de sa propagation rapide, responsable de milliers d'infections, avec une mortalité d'environ dix pour cent. Des laboratoires à Hong Kong et en Allemagne, et les CDC américains avaient confirmé que cette maladie avait pour origine un nouveau coronavirus. L'épidémie avait été circonscrite en quelques mois. Des années plus tard, en 2012, un autre coronavirus, qui pourrait avoir été transmis à l'homme par des dromadaires infectés, était devenu la cause d'un nouveau syndrome respiratoire, le syndrome respiratoire du Moyen-Orient (MERS-CoV). Cependant, avec la COVID-19, la situation était différente. Par exemple, en Chine, pour protéger la population, nous avons dû fermer nos établissements. Ce qui ne nous avait été demandé ni pour le SRAS, ni pour le MERS. Allions-nous être contraints de fermer nos centres dans le monde entier ? J'avais également appris, grâce à nos employés chinois, qu'au cours des premières semaines de COVID-19, les hôpitaux des zones touchées avaient été débordés. Cela pouvait-il se reproduire dans d'autres régions du monde ? Et si c'était le cas, ces hôpitaux disposeraient-ils de suffisamment de matériel médical pour traiter les patients qui prendraient d'assaut leurs unités de soins intensifs ? Pour nous, chez Pfizer, cette question se traduisait ainsi : serions-nous en mesure de leur fournir en quantité suffisante les médicaments dont ils auraient besoin ? Je me mis à imaginer des scénarios catastrophes où la demande internationale de médicaments pour les hôpitaux augmentait de manière exponentielle, et où, dans le même temps, nos sites de production ayant dû fermer leurs portes à cause de la maladie n'étaient plus à même de fournir des traitements en nombre suffisant.

En fin de compte, deux questions me hantaient : que faire si, comme cela semblait être le cas en Chine, les médicaments actuellement à la disposition des médecins n'étaient pas assez efficaces contre ce virus ? Et Pfizer était-il capable de remédier à ce problème ? Je me rappelais qu'en 2012, pour lutter contre le MERS, nous avions testé quelques molécules qui semblaient bénéficier d'une bonne activité antivirale. Peut-être pourrions-nous les tester également contre ce nouveau virus.

Le vol du retour fut très long. Des heures durant, je pus ruminer et griffonner quelques idées dans un carnet du conseil d'administration de Pfizer que j'avais tiré de mon sac. Avant d'atterrir, je fis le tri dans ma réflexion, insistant sur certains points et supprimant ceux qui ne me paraissaient pas suffisamment importants pour le moment. Je pris une nouvelle feuille et y inscrivis ce que j'estimais être les trois priorités pour Pfizer :

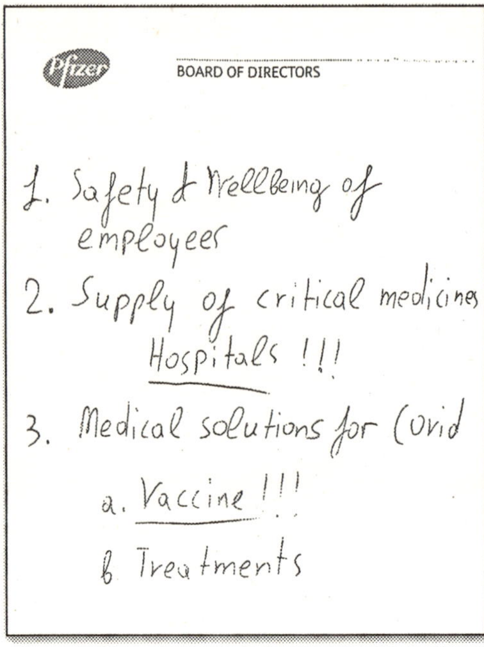
BOARD OF DIRECTORS

1. Safety & Wellbeing of employees
2. Supply of critical medicines Hospitals !!!
3. Medical solutions for Covid
a. Vaccine !!!
b Treatments

Note manuscrite d'Albert Bourla rédigée dans l'avion qui le ramenait de Grèce alors qu'il réfléchissait aux priorités de l'entreprise dans les premiers jours de la pandémie de COVID-19, en mars 2020.

Le lendemain, je pénétrai dans la salle de réunion de notre équipe de direction, au siège de Pfizer, non loin du bâtiment des Nations unies, à New York. Nous avions baptisé cette pièce le Cercle des objectifs. Lorsque j'avais pris la relève, j'en avais fait retirer la table afin que nous puissions nous asseoir tous ensemble sur des chaises confortables disposées en cercle. Au début, cet agencement ne plut pas à tout le monde, certains lui préférant une configuration traditionnelle. Ce qui séduisit malgré tout les plus sceptiques fut l'inscription au mur qui mettait en évidence notre objectif : « Des innovations qui changent la vie des patients. » Sur l'autre mur, chacun de nos cadres dirigeants avait accroché la photo des patients qui les avaient personnellement inspirés pour qu'ils ne perdent pas de vue l'importance des décisions que nous prenions pour les personnes qui comptaient le plus : les patients. C'était leur pense-bête personnel pour se souvenir de donner la priorité aux patients. Certains avaient accroché le portrait d'un proche, d'un ami, de l'enfant malade de leur voisin… J'y avais mis la photo de ma fille, Selise. Comme son frère jumeau Mois, Selise était née prématurée dans un hôpital de Varsovie, où ma femme et moi vivions quand je travaillais pour Pfizer Pologne. Cependant, contrairement à son frère, Selise avait souffert à sa naissance de quelques minutes d'hypoxie, ce qui avait suffi à détruire des cellules dans une zone de son cerveau située près des ventricules cérébraux. Cela avait provoqué une paralysie cérébrale, pathologie qui avait eu des répercussions sur sa mobilité. Ma femme Myriam avait toujours fait en sorte que Selise ne soit pas définie par son état, et qu'elle puisse devenir une adulte indépendante et épanouie. Elle passait son temps à l'emmener d'un médecin à l'autre, jonglant entre les thérapies physique et myofasciale. Refusant d'accepter la « fatalité », elle ne cessait de répéter qu'un jour Selise serait danseuse et courrait des marathons. Dans la famille, on aime se fixer des objectifs ambitieux. Myriam passait chaque jour des heures à chercher sur Internet de nouveaux traitements en cours d'élaboration, comme les thérapies cellulaires, qui, en cas de succès, pourraient aider

Selise à reconstituer certaines des cellules détruites dans la zone de son cerveau touchée par les quelques minutes d'hypoxie. Grâce aux sacrifices de Myriam, Selise est aujourd'hui une étudiante brillante au Barnard College et mène une vie indépendante bien remplie. Au moment où j'écris ces lignes, elle envisage de passer un diplôme en urbanologie, car il lui tient très à cœur de concevoir des villes plus équitables. Son but est de servir les autres pour les rendre plus heureux et les aider à être en meilleure santé. Malheureusement, ces nouveaux médicaments ne sont pas arrivés à temps pour aider Selise à reconstruire ses cellules, danser, courir ou même marcher sans canne. Mais je savais qu'un jour ils finiraient par arriver à temps pour sauver d'autres enfants. À nous, chez Pfizer, de faire en sorte que cela se produise au plus vite. La photo de Selise au mur de la salle de réunion de notre équipe de direction me rappelait qu'il fallait toujours donner la priorité aux patients. Ce jour-là, dans cette pièce, nous avons pris de nombreuses décisions importantes liées aux trois priorités que j'avais fixées dans l'avion.

À l'origine, la COVID-19 n'était pas à l'ordre du jour de cette réunion. Nous étions censés poursuivre nos discussions sur la réorganisation en cours de l'entreprise. Sans surprise, la décision que nous avions prise en 2019 d'augmenter nos investissements dans la R&D et nos capacités numériques, associée à la nécessité de réduire nos dépenses administratives et marketing, était devenue une grande source d'angoisse et de tension. La COVID-19 n'était pas encore notre principal sujet d'attention. Les cadres avaient encore du mal à se retrouver dans cette réorganisation. Un directeur général doit avoir un sens d'araignée pour détecter les tensions au sein de l'équipe de direction. Au début du mois de mars 2020, j'avais senti que nos efforts pour réimaginer la structure organisationnelle de Pfizer suscitaient une trop grande émotion. Pour relâcher un peu de pression, j'avais organisé un dîner avec mon équipe de direction au bien nommé *Break Bar*, sur la 9e Avenue, à New York. L'établissement se présente ainsi : « *Le Break Bar ressemble à tous les autres bars que vous aimez, mais avec un petit quelque chose en plus (ou en moins). Ici, quand vous avez fini votre verre, votre pinte ou votre ballon… vous pouvez le casser !* » Il est possible d'y réserver une « Rage Room » d'intensités différentes : de la simple colère au saccage total. Je trouvais que c'était une manière originale de faire savoir à mon équipe que je comprenais ce qu'elle éprouvait. Toutefois, le dîner n'eut jamais lieu. À cause des mesures de confinement dues à la COVID-19, j'avais dû annuler nos plans. Lors de notre table ronde hebdomadaire, mi-mars, le jour où nous devions aller au Break Bar, on ne parla que de la COVID-19. Je leur fis comprendre qu'il était temps de se montrer à la hauteur de la situation. J'évoquai avec eux les priorités que j'avais fixées durant mon vol retour : la sécurité et le bien-être du personnel ; le maintien de l'approvisionnement en médicaments essentiels ; et la mise au point de nouvelles solutions médicales contre la COVID-19. Nous prîmes nos premières décisions.

L'une d'elles, la plus difficile à l'époque, fut de fermer l'ensemble de nos bureaux dans le monde et de mettre en place un processus de télétravail. On aborda cette question avant même que la ville et l'État de New York décrètent le moindre confinement. Lorsque je fis un tour de table donnant la parole à chacun, je m'aperçus que les avis divergeaient. Après avoir écouté tout le monde, il me fallut trancher. Je décidai de franchir le pas. « Nous devons fermer tous les bureaux et travailler à distance. » Je me tournai vers Lidia Fonseca, notre directrice de la transformation numérique, et lui annonçai : « Vous allez devoir faire en sorte que ça fonctionne. Les enjeux sont énormes. »

Ce fut aussi pour moi une décision très difficile à accepter. Je suis quelqu'un d'extraverti. J'acquiers mon énergie en interagissant avec les autres. Il est important de pouvoir regarder ses interlocuteurs dans les yeux, d'étudier leur langage corporel, de les raccompagner dans le couloir après une conversation difficile. Comment allais-je pouvoir travailler depuis chez moi ? Une fois que nous avons commencé à travailler à distance, je fus surpris de découvrir que ce changement ne me posait aucun problème réel. Traversez la cuisine et vous trouverez mon bureau à droite, face à la buanderie. C'est une pièce relativement petite qui ne peut accueillir plus de quatre personnes. Mais la taille n'avait plus la moindre importance. Au cours des dix-huit mois à venir, je pourrais faire tenir des dizaines de personnes sur mon nouvel écran d'ordinateur. Je pourrais encore les regarder dans les yeux et étudier leur langage corporel, du moins de ce que j'en verrais sur l'écran.

Lorsque la décision fut prise, quelqu'un demanda : « Que va-t-il se passer pour ceux qui travaillent dans nos locaux, mais ne sont pas salariés de Pfizer ? » Comme c'est le cas dans de nombreuses structures, beaucoup de personnes – au service du courrier, à la sécurité, à la cafétéria et à la propreté – sont employées par d'autres entreprises dont nous contractons les services. Nous travaillons avec ces gens au quotidien, et tout le monde les considère comme des membres de la famille. En fait, l'une de mes premières pensées fut pour Luis et ce qu'il adviendrait de Luis. Luis Perdomo, un des baristas de notre café, est un peu une légende, chez Pfizer. C'est aussi la joie incarnée. Son sourire illumine la salle, et, pour beaucoup d'entre nous qui buvons du café, c'est la première personne que nous voyons en arrivant au travail. Bien qu'il n'ait pas toujours eu la vie facile – il avait tragiquement perdu son fils adolescent malade d'un cancer, quelques années auparavant –, on pouvait toujours compter sur lui pour un sourire, un mot gentil, et, avec beaucoup de chance, une accolade matinale. C'était une vraie perle, au point que nous lui pardonnions même son amour indéfectible pour les Red Sox de Boston !

Nous redoutions tous qu'en fermant nos bureaux et en interrompant certains de ces services durant une période prolongée, Luis et un grand nombre de prestataires, tous plus formidables les uns que les autres, puissent perdre leur emploi. « Continuons à payer ces entreprises, à la seule condition qu'elles maintiennent l'emploi régulier des personnes qui travaillent pour nous, même si elles ne nous fournissent pas leurs services », ai-je proposé. La suggestion plut à tout le monde. Notre équipe responsable des approvisionnements se chargea de mener à bien cette mission, tentant de convaincre chacune de nos filiales de continuer, dans la mesure du possible, à payer ses prestataires. Ces décisions initiales nous permirent de répondre à la première des priorités que j'avais fixées dans l'avion, à savoir la sécurité et le bien-être du personnel. J'étais heureux, car, comme tout dirigeant d'entreprise, je me sentais extrêmement responsable de la santé et du bien-être des 90 000 salariés de Pfizer. Mais je sentais aussi, travaillant dans une entreprise pharmaceutique en pleine crise sanitaire, que nous avions de nouvelles responsabilités. Notre personnel découvrait, élaborait et produisait des médicaments pour des centaines de millions de patients dans le monde, des individus souffrant de cancers, de maladies cardiaques ou d'arthrite. Nos centres de recherche et nos usines de fabrication aux quatre coins de la planète devaient, eux, rester ouverts. Ma plus grande crainte s'exprimait dans la deuxième priorité que je nous avais fixée : l'approvisionnement en médicaments essentiels. COVID-19 ou non, il fallait que les patients reçoivent leurs traitements. Je redoutais de potentielles pénuries de médicaments indispensables, des ruptures de stock, comme nous disons. J'étais particulièrement inquiet pour les hôpitaux. On s'attendait à ce qu'ils soient vite débordés, et Pfizer était l'un des plus gros fournisseurs au monde de traitements hospitaliers injectables. J'évoquai ce problème avec Frank D'Amelio, notre très apprécié directeur financier, qui travaillait avec nous depuis bien longtemps et qui aimait se retrousser les manches pour résoudre tout type de problèmes. Frank, également chargé de superviser la production, me prévint que des ruptures de stock seraient inévitables. La demande pour ces traitements pourrait être dix à cinquante fois supérieure, alors que, dans le même temps, il nous serait difficile d'augmenter notre production à cause des restrictions mises en place pour lutter contre la COVID-19. Je rassemblai notre équipe, soutenant que nous devions absolument tenir nos promesses malgré la crise sanitaire. L'échec n'était pas envisageable. Chacun accepta de relever le défi et se mit aussitôt sur le pied de guerre. Des années auparavant, nous avions mis en place un plan de gestion de crise pour faire face à ce genre de scénario. La direction de la fabrication avait déjà activé ce plan, et nos sites de production étaient au niveau d'alerte 2, qui impliquait certaines restrictions et des mesures de sécurité particulières. Nous avons décidé de faire passer l'ensemble des sites au niveau d'alerte 3. Seules les personnes indispensables aux opérations seraient autorisées à pénétrer dans nos établissements, et des mesures de sécurité beaucoup plus strictes seraient mises en œuvre. Les semaines suivantes, je fus stupéfait de constater le dévouement de nos employés à la fabrication. Le taux d'absentéisme resta sous la barre des trois pour cent. Dans le même temps, je me sentis redevable envers tous ces employés qui devaient se rendre chaque jour sur leur site de production, tandis que le reste d'entre nous travaillions à domicile en toute sécurité. J'éprouvai le besoin de leur témoigner mon soutien. Je demandai donc qu'on m'organise la visite d'un de nos sites de fabrication afin que je puisse leur exprimer ma solidarité. Ma demande fut rejetée par la direction. Ma conseillère particulière de l'époque, Deb Mangone, ma partenaire de réflexion et de confiance depuis de nombreuses années, m'appela pour m'annoncer la nouvelle.

« Albert, ils ont dit que vous ne deviez pas y aller.

– Pourquoi ?

– Parce que vous n'êtes pas considéré comme une "personne indispensable" », répondit-elle en riant.

C'est à cet instant que je compris combien ces gens étaient professionnels et que j'acquis la certitude que nous étions sur la bonne voie.

Mais revenons au Cercle des objectifs. Le temps que nous avions alloué à cette réunion touchait à sa fin, mais nous devions encore évoquer la priorité. De nouvelles solutions médicales contre la COVID-19. Dès la publication du séquençage du virus, nous avons commencé à chercher dans notre bibliothèque moléculaire des composés antiviraux appropriés. Nous en avons identifié plusieurs qui semblaient prometteurs, mais des tests supplémentaires étaient encore nécessaires. En outre, quelques jours auparavant, Mikael et moi nous étions engagés auprès du président des États-Unis à travailler sur un vaccin contre la COVID-19.

Nous avions discuté de la possibilité de travailler parallèlement sur l'élaboration de traitements antiviraux et d'un nouveau vaccin capables d'agir contre la maladie. Mais ces programmes étaient très onéreux. D'autant plus qu'ils n'avaient pas été budgétisés. Frank D'Amelio nous le rappela et nous demanda de quelles sommes nous parlions. Je me souviens encore de la tête de Frank quand Mikael lui donna une fourchette approximative de ses projections.

« Aïe, Mikael ! » s'exclama Frank en notant le chiffre dans son carnet.

Comme si cela ne suffisait pas, Angela Hwang, présidente de notre groupe biopharmaceutique, exprima ses inquiétudes quant à l'impact négatif significatif des confinements sur les recettes prévues pour nos activités en cours. Angela, qui dirige toutes nos activités commerciales, est l'un des dirigeants les plus avisés que je connaisse. Je pris donc très au sérieux son inquiétude de nous savoir confrontés à la pire conjoncture pour une société cotée en bourse : nous nous apprêtions à dépenser beaucoup plus que ce que nous avions budgétisé, alors que nos recettes seraient inférieures à nos prévisions. Aux prises avec la réalité des chiffres, je demandai l'avis de chacun sur cette question. Ils étaient tous du même avis. Nous devions nous lancer. Dans ce genre de situation, où tant de vies sont en jeu, les finances passent au second plan. J'étais fier de notre équipe, de tous. Désignant les photos de nos patients bien-aimés accrochées au mur, je déclarai : « Il s'agit de toute évidence d'une situation inédite. Si nous ne respectons pas notre budget cette année, personne ne s'en souviendra l'an prochain. Si nous laissons passer l'occasion de faire une bonne action comme celle-là, nous nous en souviendrons à jamais. »

À la fin de la réunion, j'allai voir chacun des membres de mon équipe de direction et lui confiai un ensemble de missions précises liées à ce dont nous étions convenus. Je sentis que l'équipe était déterminée. Et ils sentirent en moi que nous allions nous battre ensemble. C'était la dernière fois en 2020 que nous nous réunissions au Cercle des objectifs, mais nous y avions préparé le terrain pour la bataille qui nous attendait. Ce jour marqua le début de notre *moonshot*.

– 2 –

L'évidence n'est pas toujours la vérité

« *Vous ne ferez jamais rien en ce monde sans courage. C'est la plus grande qualité de l'esprit après l'honneur.* »

Aristote, 384-322 av. J.-C.

Tout au long de ces neuf mois harassants, en 2020, nous avons dû prendre des décisions difficiles. Un grand nombre d'entre elles me revenaient personnellement. Comme vous pouvez l'imaginer, la pression était forte. Ce n'est pas une partie de plaisir quand on représente l'espoir de milliards d'individus, de millions d'entreprises et de centaines d'États investis dans ce domaine, quand on est la première entreprise de ce secteur et qu'il se trouve qu'on est le directeur général de cette entreprise. Le nouveau directeur général. On ressent cette immense pression sur ses épaules. Et on sait qu'on doit être à la hauteur de l'événement. Les enjeux dépassent l'entendement. Il est question de la santé de l'ensemble de la population de la planète au cours d'une pandémie comme nous n'en avons pas connu depuis plus d'un siècle. C'est le sort de l'économie mondiale alors que tous les pays sont paralysés par des confinements et des craintes justifiées. De plus, pour ne rien arranger, il s'agit aussi d'un débat politique, en pleine élection présidentielle américaine, à une époque où les divisions n'ont jamais été aussi profondes. Cela ne se résumait pas à la politique, mais c'était une pression supplémentaire. Je devais tenter de diriger mon équipe pour fournir à la population mondiale une solution capable de sauver des vies en tenant compte de tous ces éléments.

Notre démarche ne fut pas exempte de défauts, mais nous avons eu la chance de prendre plus de bonnes décisions que de mauvaises. Surtout, nous avons su prendre les plus importantes. Et, comme toujours dans la vie, ce sont les plus difficiles à prendre. Avec le recul, la plus remarquable fut naturellement celle de mettre au point un vaccin contre la COVID-19 en nous appuyant sur la technologie ARNm. Non seulement parce qu'un choix différent aurait donné des résultats tout aussi différents, mais aussi parce que cette décision défiait toute logique. L'option la plus évidente était de ne pas faire appel à l'ARNm. Décider du contraire fut le fruit d'une grande réflexion, et, finalement, d'un grand courage, mais c'est ce qui nous permit d'obtenir un vaccin.

Lorsque je demandai à notre équipe d'élaborer un produit efficace en un temps record, elle se retrouva face à un choix assez vaste. Pour Moderna, par exemple, la grande question fut de déterminer s'il fallait tenter de développer un vaccin contre la COVID-19 ou non. Pour eux, la question de la technologie à utiliser ne se posait pas. Spécialisés dans l'ARNm, ils ne se sont pas posé de questions lorsqu'ils ont décidé de travailler sur un vaccin. Mais, pour nous, ce fut différent. Notre équipe de recherche avait l'expérience de nombreuses plates-formes technologiques, dont les adénovirus, les protéines recombinantes, la conjugaison, l'ARNm et d'autres. Notre premier défi fut de déterminer celle sur laquelle miser. Les membres de mon équipe en discutèrent entre eux, et, à ma grande surprise, me suggérèrent la plate-forme ARNm. Deux ans auparavant, nous nous étions associés à une biotech allemande du nom de BioNTech, fondée en 2008 par un couple à la fois sympathique, charismatique et humble, pour travailler sur un traitement contre le cancer. Nous étions également convaincus que leur technologie ARNm pouvait nous aider à mettre au point un vaccin beaucoup plus efficace contre la grippe saisonnière. Grand admirateur de cette technologie, j'étais certain que nous pouvions nous appuyer sur le travail déjà accompli dans l'optique de ce vaccin contre la grippe, mais je m'imaginais qu'il nous faudrait des années pour obtenir des résultats. C'est Mikael qui m'annonça la nouvelle : nous allions opter pour une solution à ARNm. Ma première réaction fut la surprise. Le choix de cette technologie pour la mise au point d'un vaccin contre la COVID-19 était loin d'être le plus évident.

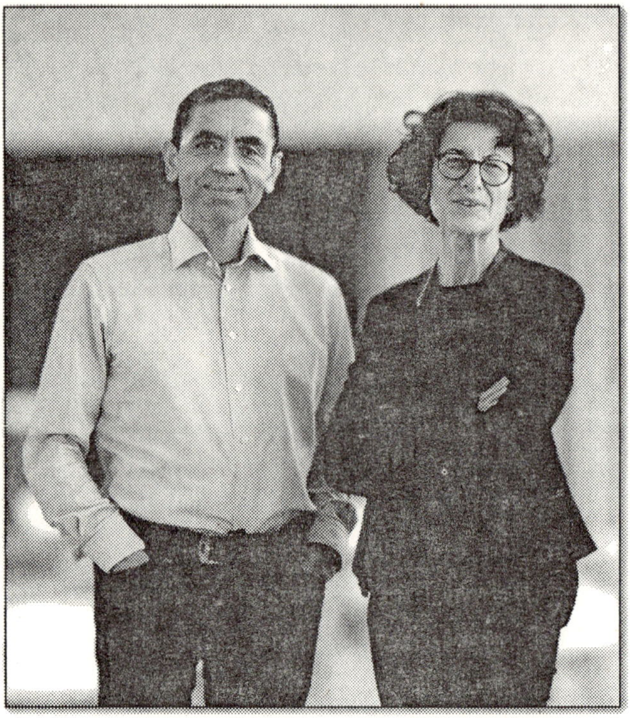
© BioNTech SE/Stefan Albrecht

Les docteurs Uğur Şahin et Özlem Türeci, mari et femme, cofondateurs de BioNTech, société partenaire de Pfizer dans la conception du vaccin contre la COVID-19.

Si les vaccins à ARNm ne sont pas une solution miracle pour toutes les épidémies à venir, dans le cas de cette pandémie, ils ont réellement permis de sauver le monde. Ainsi, avant de rapporter ma discussion avec Mikael, je considère que l'histoire des vaccins à ARNm mérite d'être contée dans le détail.

Dans la nature, l'ARNm est une molécule monocaténaire complémentaire à l'un des deux brins d'ADN d'un gène. L'ADN contient toutes les informations nécessaires à la formation et au fonctionnement de l'organisme. Par exemple, les instructions sur la façon de produire une protéine, une hormone essentielle à notre fonctionnement, sont toujours codées dans notre ADN et transmises de manière génétique. Quand notre corps a besoin de produire cette hormone, il copie ces instructions sur une molécule d'ARNm et l'envoie à un organite, le ribosome, qui se déplace le long de l'ARNm, lit ses instructions et produit l'hormone.

Il existe de nombreux types de vaccins pour empêcher des infections, mais tous ont le même objectif : entraîner notre système immunitaire à reconnaître les pathogènes, des agents de maladies infectieuses, et à se défendre. Les vaccins contiennent généralement des versions affaiblies, mortes ou non infectieuses de ces pathogènes. Ils ne peuvent pas déclencher la maladie, mais, les reconnaissant comme des envahisseurs étrangers, notre système immunitaire mobilise contre eux ses défenses, c'est-à-dire les anticorps et les lymphocytes T. À l'arrivée des véritables pathogènes, le corps est prêt, disposant de millions d'anticorps et de lymphocytes T qui les attaquent aussitôt avec virulence, réduisant ainsi leurs chances de provoquer la maladie.

En revanche, les nouveaux vaccins à ARNm sont différents. Ils ne contiennent pas de véritable pathogène, pas de version affaiblie, morte ou non infectieuse de ces virus ou de ces bactéries. Ils renferment des instructions sur la manière dont notre organisme pourrait produire des protéines faisant partie de la structure de ces pathogènes. Quand nos ribosomes reçoivent ces instructions, en lisant l'ARNm injecté, ils se mettent à produire ces portions de pathogène. Les reconnaissant aussitôt comme des envahisseurs, notre système mobilise une réponse immunitaire capable de nous protéger des véritables agents pathogènes s'ils venaient à se présenter. En gros, l'ARNm apprend à l'organisme à fabriquer son propre vaccin. L'injection est un ensemble d'instructions sur la manière de se protéger.

Précédemment chez Novartis, Philip Dormitzer, vice-président de Pfizer et directeur scientifique des vaccins viraux, nous rejoignit en 2015 quand l'entreprise qui l'employait décida de mettre un terme à son activité vaccin. Phil était à la tête d'une équipe qui avait mis au point une approche synthétique des mises à jour de souches de vaccins contre la grippe et de la réaction à la pandémie. Il avait découvert que la technologie synthétique pouvait potentiellement être employée pour améliorer les vaccins contre la grippe, en les faisant mieux correspondre aux souches en circulation, et pour en fournir plus rapidement et en plus grande quantité qu'avec les technologies conventionnelles. En 2012, Phil et d'autres avaient publié un article dans lequel ils démontraient que l'ARN autoamplifié encapsulé dans une nanoparticule lipidique suscitait de fortes réactions de la part des anticorps et des cellules T. Ces découvertes étaient les prémisses de ce qui allait suivre. Pfizer s'intéressait à l'ARN en partie en raison de sa capacité à réagir rapidement aux évolutions et à demeurer cohérent. Bien que les molécules d'ARN puissent également varier dans leur comportement, un morceau d'ARN se comporte généralement nettement plus comme un autre morceau d'ARN que les virus et les protéines. Nous préférions la souplesse de cette technologie à la rigidité des technologies vaccinales traditionnelles. Cette souplesse donnait également la possibilité de modifier la séquence d'ARN du vaccin afin de pouvoir s'attaquer à de nouvelles souches potentielles du virus, s'il venait à en apparaître qui ne soient pas suffisamment couvertes par le vaccin initial.

En 2018, Pfizer s'était tourné vers Kathrin et son équipe de recherche pour identifier et mettre en place un partenariat qui nous permettrait de progresser sur la technologie ARNm afin de produire un vaccin contre la grippe saisonnière qui rebattrait les cartes. Durant ses recherches, Kathrin s'était rapidement liée d'amitié avec Uğur Şahin, cofondateur et directeur général germano-turc de BioNTech. Uğur s'était rendu à notre centre de R&D sur les vaccins, à Pearl River, dans l'État de New York, et nous avait présenté son approche de l'ARNm. Il me raconta plus tard que Kathrin leur avait posé beaucoup de questions, mais qu'en fin de compte, il était parvenu à la convaincre. Nous avons presque aussitôt compris que, contrairement aux autres sociétés avec qui nous avions engagé le dialogue, BioNTech n'avait aucun a priori sur le type d'ARN susceptible de fonctionner. En d'autres termes, ils refusaient de privilégier une approche plutôt qu'une autre. Issus du monde aussi changeant que mystérieux de l'oncologie, ils étaient curieux et ouverts à différentes approches. Ils étaient très rigoristes d'un point de vue scientifique, mais admettaient également le rôle de l'intuition. En raison de leur vision du monde relativement semblable, les équipes de Pfizer et BioNTech s'étaient aussitôt très bien entendues, et nous avions alors signé un accord de collaboration de trois ans. Durant cette période, BioNTech devait nous transférer l'expertise technique et les brevets qui nous permettraient de mettre au point un nouveau vaccin contre la grippe. À l'époque, j'étais directeur de l'exploitation. Quand l'accord était arrivé sur mon bureau pour approbation, je l'avais immédiatement signé. Le montant de ce contrat étant relativement faible par rapport aux critères habituels de Pfizer, je n'avais pas demandé à voir le directeur général de la société, comme je le faisais d'ordinaire pour les contrats plus importants. J'étais loin de me douter à l'époque que nos travaux sur le vaccin antigrippal à ARNm nous donneraient une bonne longueur d'avance lorsque la COVID-19 frapperait, deux ans plus tard.

En janvier 2020, alors que la COVID-19 se propageait en Chine, nos partenaires de BioNTech avaient été parmi les premiers à bondir sur le virus, à étudier son séquençage et ses effets à partir de données trouvées sur Internet. Les chercheurs chinois avaient publié le 11 janvier 2020 la séquence génétique de ce virus qui se propageait d'une manière que personne ne parvenait à comprendre, et encore moins à contenir. Une vaccination à grande échelle était nécessaire, mais BioNTech aurait besoin d'un partenaire. Uğur avait pensé à nous et, compte tenu de nos interactions positives et de la confiance qui s'était établie entre nous durant notre collaboration pour un vaccin antigrippal, il avait appelé Kathrin. Mais, avant qu'elle ne reçoive cet appel, je lui avais déjà demandé, ainsi qu'à son équipe, de me suggérer la plate-forme technologique la plus adaptée à l'élaboration d'un vaccin. Elle avait opté pour l'ARNm. Et Mikael Dolsten me contacta via FaceTime pour m'annoncer la nouvelle. J'en fus très étonné. « Pour être honnête, Mikael, je ne m'y attendais pas, lui avouai-je. C'est un pari aussi risqué que compliqué. »

Mes doutes s'appuyaient sur des faits et une réflexion rationnelle. Premièrement, la technologie était certes prometteuse, mais n'avait pas encore fait ses preuves. Si nous parvenions à nos fins, il s'agirait non seulement du premier vaccin contre la COVID-19, mais aussi du tout premier vaccin à ARNm au monde. À l'inverse, les plates-formes technologiques des adénovirus et des protéines, avec lesquelles nous étions encore plus familiers, nous avaient permis par le passé de produire avec succès de nombreux vaccins. Deuxièmement, il nous faudrait négocier un accord avec BioNTech, un processus qui prenait généralement des mois. Nous souhaitions agir au plus vite, et il ne nous paraissait guère aisé de négocier des contrats en étant pressés par le temps. Troisièmement, BioNTech était une petite structure : il nous faudrait probablement absorber l'ensemble des coûts de développement et de fabrication pour, en cas d'échec, subir seuls des pertes importantes et, en cas de succès, partager les bénéfices avec eux. Je fis part de toutes ces inquiétudes à Mikael. « Vous êtes sûr de vous ? » m'enquis-je. C'était le cas.

Grâce à notre travail sur la grippe, Mikael était convaincu que cette technologie était le bon choix. « La technologie est idéale dans ce genre de cas, m'expliqua-t-il. Elle est rapide et peut être modifiée en un clin d'œil pour les mises à jour et les rappels. Les adénovirus et les autres technologies de vecteurs viraux pourraient rencontrer des problèmes avec les rappels, car le système immunitaire crée des anticorps non seulement contre le coronavirus, mais aussi contre les adénovirus. »

Compte tenu de nos précédentes discussions, Mikael savait que la rapidité du développement et la possibilité d'effectuer des rappels fréquents étaient des priorités très importantes pour moi. Mon intuition, qui se révéla malheureusement juste, me faisait craindre une nouvelle vague de COVID-19 probablement plus mortelle à l'hiver 2020, comme lors de la pandémie grippale de 1918, un siècle auparavant. Il fallait absolument que notre vaccin soit disponible d'ici là. Je savais également qu'étant donné ses caractéristiques, le virus ne tarderait pas à muter. Il était important de pouvoir compter sur un vaccin que nous pourrions renforcer aussi souvent que nécessaire sans craindre qu'il perde de sa puissance. Je commençais à comprendre son raisonnement, mais poursuivis la discussion.

« Pourquoi ne pas utiliser la technologie des protéines ? lui demandai-je.

– Nous sommes au point avec les protéines, me répondit-il, et nous pourrions certainement concevoir un vaccin sur cette plate-forme, mais, avec l'ARNm, nous obtiendrons une réponse immunitaire aussi bien humorale que cellulaire. Avec les protéines, nous aurons de bons anticorps, mais je ne suis pas certain d'obtenir des cellules T. »

Nous avons un peu discuté des obstacles potentiels à la fabrication, de la forme que pourrait prendre un programme de développement avec l'ARNm et, enfin, je lui exprimai mes inquiétudes quant à l'éventualité d'un partenariat avec une tierce partie mis en place dans l'urgence. Mikael estimait que Kathrin Jansen avait établi d'excellentes relations avec les fondateurs de BioNTech, et que la signature d'un contrat ne devrait pas être insurmontable. « Très bien, Mikael, dis-je. Réunissons l'équipe pour discuter de cette proposition. » Mikael fut soulagé et heureux que je ne rejette pas d'emblée cette idée et que je sois disposé à l'étudier davantage.

Quelques jours plus tard, Mikael réunit Kathrin et son équipe de scientifiques. En plus de Phil, elle avait invité Bill Gruber, notre directeur de la recherche vaccinale et du développement clinique. Pédiatre spécialisé en maladies infectieuses, Bill avait une expérience de plusieurs dizaines d'années dans le domaine des maladies respiratoires. Il avait obtenu son diplôme de premier cycle à l'université Rice, et avait fait ses études de médecine, son internat et son postdoctorat en maladies infectieuses pédiatriques au Baylor College of Medicine. Il avait ensuite rejoint l'université Vanderbilt, où il avait concentré ses recherches sur les infections respiratoires virales, notamment le virus respiratoire syncytial (VRS) et la grippe. Le VRS est un virus respiratoire commun qui provoque généralement des symptômes comparables à ceux d'un rhume. Avant la COVID-19, tous les feux étaient au vert pour le développement d'un vaccin VRS, et nous avions déjà accumulé suffisamment de connaissances sur ce qui fonctionnait ou non. Ce qui nous intéressait, c'était que le VRS, en plus d'être un virus respiratoire, était pourvu de protéines S semblables à celles du coronavirus. D'autres scientifiques très talentueux participaient également à la visioconférence.

« Comment souhaitez-vous procéder, Albert ? demanda Kathrin.

– Commençons par déterminer la pertinence d'une telle technologie, répondis-je. Quels avantages avons-nous à l'employer ? Ensuite, nous passerons aux obstacles et à la meilleure façon de les surmonter. »

Au cours de cette réunion, nous avons discuté en détail les éléments que nous nous étions contentés d'évoquer avec Mikael, deux jours auparavant. Ils nous expliquèrent que cette technologie permettrait à nos chercheurs de concevoir et de modifier très rapidement l'ARNm. L'ARNm étant synthétique, il ne renfermait aucune particule virale vivante, ce qui en faisait un produit nettement mieux défini. Il permettrait à notre équipe d'administrer le vaccin plusieurs fois en cas de besoin, non seulement durant la pandémie, mais aussi plus tard, si un renforcement de l'immunité se révélait nécessaire à cause d'éventuelles mutations du virus. Si la conception d'un vaccin traditionnel pouvait prendre des mois, cette version à ARNm ne nécessiterait que quelques semaines. Ils me soutinrent que nous avions déjà une excellente expertise de cette technologie et estimaient qu'elle était suffisamment mature pour servir à un vaccin. Quand on évoqua les défis qu'il nous faudrait relever, Phil prit la parole : « Vous savez, avec l'ARNm, nous pouvons progresser rapidement, mais il faudra congeler le vaccin durant sa distribution pour qu'il conserve sa stabilité. »

Je n'y avais pas songé avant et je m'aperçus que cela pouvait se révéler un inconvénient majeur.

« Comment peut-on y remédier ? m'enquis-je.

– Plus tard, nous pourrons mettre au point une formulation plus stable, mais, au début, nous devrons faire avec. Il faudra qu'on trouve le moyen de gérer le problème au moment de la fabrication. »

Puis je demandai si, à leur avis, BioNTech accepterait de travailler avec nous sur ce point. Kathrin me répondit qu'Uğur l'avait déjà contactée pour lui exprimer son intérêt. Je sentis qu'il fallait prendre une décision. Il était évident que l'option de la plate-forme ARNm était plus risquée et plus complexe que toutes celles que nous avions à notre disposition, mais c'était aussi la solution la plus rapide à mettre en œuvre, et mon équipe soutenait ce choix à 100 %. Dans les sciences de la vie, le vaccinologue est un être à part. Tous les thérapeutes et les scientifiques du vivant ont choisi de travailler dans le domaine de la médecine pour aider leurs prochains, mais je trouve que les spécialistes des vaccins sont différents. Premièrement, ils viennent dans ce secteur uniquement pour travailler sur des vaccins, et ils sont extrêmement engagés dans la protection des personnes. Deuxièmement, ils sont généralement très prudents. Contrairement aux médicaments, conçus pour traiter les maladies et les affections chroniques, les vaccins visent la prévention. Cette approche requiert par conséquent un état d'esprit totalement différent. Les vaccinologues doivent estimer les risques et les bénéfices d'une manière différente de la plupart des autres médecins. Si je traite un patient atteint d'un cancer, par exemple, je ne calcule pas le risque de la même façon que si je souhaite protéger un individu en bonne santé. Les programmes de recherche des vaccinologues étant très surveillés en matière d'innocuité et d'efficacité, ces derniers demeurent donc très prudents dans leurs choix. Sachant cela, je compris qu'ils devaient être profondément convaincus pour suggérer une option aussi risquée. Et c'étaient les meilleurs spécialistes du monde. Mon instinct me signifiant que c'était le bon choix, je leur annonçai ma décision : « D'accord. Va pour l'ARNm. J'appellerai leur D.G. demain. »

Je n'avais jamais eu l'occasion de rencontrer Uğur en personne. Nous ne nous étions même jamais parlé au téléphone. Les deux années précédentes, durant notre collaboration sur un vaccin contre la grippe, nous n'avions jamais eu besoin de nous parler. Il s'était toujours adressé à Kathrin ou à Mikael. Je pris l'initiative de l'appeler, de me présenter et de lui signifier mon profond attachement à la réussite de ce programme. Nous avons discuté et, dès les premiers instants, nous

nous sommes entendus. Bien que nos personnalités soient extrêmement différentes, l'alchimie fut instantanée. Je suis un Juif grec extraverti qui a émigré aux États-Unis, tandis qu'Uğur est un Turc musulman introverti qui a émigré en Allemagne. Mais je sentis aussitôt que je pouvais lui faire confiance. On discuta des principes de notre collaboration. Nous nous appuierions sur la science pour prendre nos décisions. Avant tout, notre objectif serait de fournir le vaccin le plus sûr et le plus efficace possible. Chacun de nous concentrerait ses efforts sur ses propres domaines d'expertise, mais nous serions partenaires à parts égales sur tous les points. À la fin de notre entretien, lui rappelant que chaque minute comptait, je lui demandai s'il accepterait de se mettre au travail avant que nous ayons signé le moindre contrat.

« Uğur, il nous faudra peut-être des mois pour finaliser tous les accords nécessaires, les contrats de recherche, de fabrication et de commercialisation.

– Albert, votre parole me suffit, me rétorqua-t-il. Nous pouvons lancer immédiatement les travaux de recherche. Il vaudrait mieux que nos avocats se concentrent avant tout sur l'accord de recherche. Ainsi, quand nous serons prêts, nous le signerons. Les autres contrats peuvent attendre. »

J'acceptai aussitôt. Je sentis qu'avec BioNTech, nous pouvions et devions réfléchir de manière différente, la crise exigeant une approche nouvelle.

Le lendemain, notre équipe et celle de BioNTech, en Allemagne, se réunirent en téléconférence afin d'aborder des sujets aussi vastes que les antigènes candidats, les plans d'études toxicologiques, les projets d'essais cliniques, les interactions réglementaires et les calendriers de production. Elles discutèrent d'un plan de gestion de catastrophe, au cas où un ou plusieurs sites devraient fermer, pour une raison ou pour une autre. Après s'être mis d'accord sur les principes généraux, ils tinrent des réunions quotidiennes. Deux semaines plus tard, le projet étant déjà bien avancé, on signa une lettre d'intention pour rassurer nos avocats respectifs avec des traces écrites. Le 9 avril, on signa un accord de collaboration concernant le codéveloppement d'un vaccin contre le coronavirus, le premier de sa catégorie, s'appuyant sur la technologie ARNm, et visant à empêcher les infections dues à la COVID-19. BioNTech reçut de notre part un versement initial de 72 millions de dollars, ainsi que la promesse de paiements supplémentaires échelonnés pour un montant de plus de 563 millions, soit un total de près de 636 millions de dollars. En outre, nous allions leur apporter 113 millions en échange d'actions de leur société (ce qui, à l'époque, porterait notre participation totale dans leur entreprise à 2,5 %). En vertu de notre accord de collaboration, les deux parties convinrent de partager à parts égales l'ensemble des coûts de développement et des bénéfices, mais Pfizer accepta d'avancer les frais. En cas d'échec du projet, Pfizer supporterait seul l'ensemble des pertes. En cas de succès, BioNTech rembourserait à Pfizer sa part de coûts de développement à partir des bénéfices tirés de la commercialisation du produit. Même si nous n'avons pas accepté toutes les conditions que deux sociétés arrêtent normalement lorsqu'elles se lancent dans un projet de cette envergure et de cette complexité, nous avons convenu que BioNTech bénéficierait des droits de commercialisation du vaccin potentiel en Allemagne et en Turquie et que Pfizer détiendrait ces droits dans le reste du monde. La Chine était exclue de cet accord, car BioNTech collaborait déjà avec une société chinoise en Chine, à Hong Kong, à Macao et à Taïwan. Notre accord de collaboration mentionnait également les contrats spécifiques que les deux parties devaient encore négocier et conclure : les contrats de production et les accords commerciaux.

Les mois qui suivirent, on concentra notre attention sur l'élaboration, l'homologation et la fabrication de ce vaccin. On ne trouva pas le temps de conclure les accords de fabrication et de commercialisation en 2020. Jusqu'en janvier 2021, où nous avons enfin signé un accord de commercialisation, nous avons continué à coopérer dans le cadre de notre lettre d'intention initiale, de notre accord de collaboration, et, tout aussi important, de notre confiance mutuelle.

– 3 –

Quand on voit grand, tout est possible

« *Le problème n'est pas de manquer sa cible quand on vise trop haut, mais de la toucher en visant trop bas.* »

Aristote, 384-322 av. J.-C.

En temps normal, la mise au point d'un vaccin prend des années. Nombre de projets échouent. Dans le cas du VIH, les scientifiques travaillent sur un vaccin depuis des dizaines d'années, et aucun n'est encore disponible. De la découverte à la distribution, en passant par le développement, l'homologation et la fabrication, les nouveaux vaccins doivent suivre un processus extrêmement réglementé avant de pouvoir être administrés. Ce processus exige patience et persévérance. En laboratoire, avant d'être autorisés à développer plusieurs prototypes pour des tests supplémentaires, les scientifiques travaillent des années sur des idées profondément enracinées dans la science fondamentale. Dans le cadre d'un processus très répétitif qui prend généralement aussi des années, ces prototypes sont alors testés *in vitro* et sur des animaux, puis renvoyés en laboratoire pour des ajustements qui amélioreront l'idée et, en théorie, l'efficacité et l'innocuité perçues. Après ces ajustements, ils sont de nouveau testés à plusieurs reprises dans un processus qui vise à déterminer les meilleurs candidats. Nous réalisons des études précliniques et toxicologiques, des études de réactogénicité, de neutralisation des virus, d'efficacité, et d'autres encore, extrêmement spécialisées. Dans la plupart des cas, les tests et les essais nécessaires à l'évaluation des différents prototypes n'existent pas, il nous faut donc les mettre au point avant de pouvoir y procéder. Chaque fois que nous voyons quelque chose qui ne nous plaît pas – comme de la fièvre chez les souris ou une faible neutralisation du virus –, nous effectuons des expériences supplémentaires afin de comprendre ces réactions et de proposer des modifications du prototype. Bien sûr, les ingénieurs moléculaires qui travaillent sur ces projets sont confrontés à de nombreux autres soucis. Par exemple, il faut que les prototypes soient évolutifs, que ce soit d'un point de vue chimique ou biologique. Cela signifie qu'en cas de résultats concluants, ils peuvent être fabriqués à grande échelle avec une excellente qualité ; sinon, le développement d'un prototype prometteur peut ne rien donner. Ce n'est pas évident chaque fois. À de nombreuses reprises, nous avons dû interrompre le développement de molécules prometteuses parce qu'il nous était impossible de les reproduire à grande échelle hors du laboratoire.

Si ces études précliniques en laboratoires sont concluantes, on finit par identifier quelques candidats qui nous donnent de bonnes raisons de croire qu'ils seront sûrs et efficaces. Ensuite, nous entamons nos études cliniques chez l'homme. Tout d'abord, nous procédons à des recherches qui nous permettent de déterminer le bon dosage. Ce sont les études de Phase I sur des volontaires sains (sujets), que nous appelons études à dosage croissant. Nous commençons toujours par de très petites doses et plaçons les sujets sous surveillance médicale étroite. Nous effectuons des tests et cherchons tous les signaux susceptibles de poser des problèmes d'innocuité. Si tous les feux sont au vert, nous augmentons les dosages et répétons le procédé. En même temps, nous mesurons les effets biologiques de chaque dose sur les humains. À ce stade, il nous est impossible d'estimer l'efficacité du candidat. Nous cherchons plutôt des marqueurs de substitution, des mesures possibles d'effets, comme la stimulation du système immunitaire par la réaction d'anticorps et de cellules T. Nous augmentons progressivement les dosages jusqu'à ce que nous parvenions à un niveau qui soit à la fois sûr et qui satisfasse nos marqueurs de substitution en termes d'efficacité. Si c'est impossible, nous retournons voir nos spécialistes en science moléculaire afin qu'ils remanient les candidats, et nous recommençons des études de Phase I avec de nouveaux candidats. Nous procédons généralement plusieurs fois de cette façon avant de parvenir à nos fins ou de décider d'interrompre le programme.

Si nos études de Phase I sont concluantes, nous transférons les meilleurs candidats aux études de Phase II. Nous essayons alors les vaccins candidats dans des situations différentes : une ou deux doses, à trois ou six semaines d'intervalle, chez des adultes jeunes ou âgés… Nous tentons de nombreuses combinaisons et mesurons constamment les marqueurs de substitution quant à l'innocuité et l'efficacité, jusqu'à ce que nous trouvions la combinaison optimale. Les critères de réussite d'une étude de Phase II sont généralement très élevés, car ils permettent de mettre en œuvre les études finales de Phase III. Les enseignements tirés de ces premières phases permettent d'affiner les points nécessaires au lancement d'une étude de Phase III. C'est cette dernière qui exige le plus de moyens et de main-d'œuvre, car elle permet de générer les données indispensables à l'obtention d'une autorisation. Si elle se révèle concluante, vous avez un vaccin. Dans le cas contraire, le programme est généralement interrompu. Il est donc impératif de mettre toutes les chances de son côté en sélectionnant le meilleur candidat et les meilleurs schémas thérapeutiques lors des études de Phases I et II.

Les études « pivots » de Phase III sont nécessaires à l'obtention d'une autorisation de mise sur le marché. Ces études suivent des règles et des normes très strictes établies par des organismes de réglementation comme la FDA et l'Agence européenne des médicaments

(AEM), afin de garantir un certain niveau d'intégrité et de rigueur scientifique. En général, elles se déroulent sur de longues périodes et impliquent des milliers de volontaires (qu'on appelle des participants) suivis par des centaines de médecins indépendants (dits investigateurs) travaillant au sein d'institutions indépendantes (généralement des hôpitaux) : les sites d'investigation. En temps normal, lors de ces études, nous comparons un groupe test à un groupe témoin. Les participants du groupe test reçoivent le vaccin en cours d'évaluation. Les participants du groupe témoin reçoivent soit un autre vaccin déjà homologué qui représente le niveau de soin actuel (si un vaccin contre la même maladie existe déjà), soit un placebo (s'il n'y a pas encore de vaccin pour cette maladie). Selon la conception de l'étude, ni les participants ni les investigateurs ne savent qui a reçu le vaccin ou le placebo. Les deux sont présentés dans des flacons identiques avec des codes-barres que seul un algorithme informatique peut identifier. Cet algorithme veille également à ce que les deux groupes de participants soient composés de manière comparable en termes de sexe, d'âge, d'état de santé et ainsi de suite. De cette façon, nous pouvons être certains que les résultats refléteront uniquement les différences entre les traitements et non par des variations dans la composition des groupes. Généralement, dans les essais de Phase III, nous n'appuyons pas notre évaluation sur des marqueurs de substitution. Nous mesurons l'efficacité réelle. Après avoir reçu leur injection, les participants reprennent une existence normale, même si leur santé est surveillée. Certains d'entre eux sont exposés et infectés par la maladie que nous cherchons à combattre. Lorsque cela se produit, les investigateurs qui les surveillent confirment, à l'aide de tests de laboratoire, que les sujets ont effectivement contracté la maladie étudiée et enregistrent l'information. Naturellement, à ce moment-là, ils ne savent pas si ces patients ont reçu le vaccin ou le placebo. Dans le cadre de la conception de l'essai clinique, les statisticiens du protocole d'étude et les régulateurs, un groupe d'experts indépendants qui forment le Comité de surveillance et de suivi, prédéterminent le nombre total de cas positifs confirmés que les participants à l'essai doivent atteindre pour pouvoir passer à l'étape suivante. Une fois ce nombre atteint, le Comité de surveillance et de suivi lance le processus de levée de l'insu sur les données afin de déterminer le nombre de cas diagnostiqués au sein du groupe test et du groupe témoin. Ce comité nous informe ensuite de sa décision : nous devons soit poursuivre l'étude (lorsque la différence du nombre de cas positifs entre les deux groupes n'est pas significative d'un point de vue statistique), soit l'interrompre pour inutilité (quand les données indiquent que la signification statistique entre le groupe test et le groupe témoin ne peut être atteinte), ou encore interrompre l'étude pour efficacité (lorsque le niveau d'efficacité requis est atteint de manière significative d'un point de vue statistique et qu'il n'y a aucun problème d'innocuité).

Quand l'efficacité et l'innocuité d'un vaccin sont démontrées par une étude de Phase III, cela déclenche les deux étapes suivantes. Le groupe chargé de la réglementation commence à préparer les dossiers contenant toutes les données requises par les autorités réglementaires pour une autorisation de mise sur le marché. En général, les dossiers pour les demandes initiales de vaccins font plusieurs milliers de pages, et chacun d'eux doit faire l'objet d'un contrôle de qualité pour en garantir la régularité, un long processus. Dans le même temps, le groupe chargé de la fabrication met en place les préparatifs de la production industrielle du nouveau vaccin. Il faut pour cela commander des matières premières et, dans certains cas, du matériel spécialisé qui coûte généralement plusieurs centaines de millions de dollars.

J'étais parfaitement conscient de toutes ces complexités quand j'ai demandé à notre équipe de recherche de mettre en place un calendrier pour un vaccin efficace et sûr dans des délais qui ne ressemblaient en rien à ceux que nous venons de voir. Lorsque les infections et les décès dus à la COVID-19 augmentèrent, début 2020, le monde se retrouva confronté à une crise sans précédent, et nous avons dû nous montrer à la hauteur de la situation. Nous disposions d'une formidable équipe chargée des vaccins, composée de certains des plus brillants esprits scientifiques au monde. Ils se mirent aussitôt au travail. Quelques semaines plus tard, lors d'une visioconférence, Kathrin Jansen et son équipe nous présentèrent un calendrier ambitieux qui pourrait nous permettre d'obtenir les résultats d'une étude de Phase III d'ici le second semestre 2021. Leur programme reposait sur la concentration en dix-huit mois de plusieurs années de travail. Lors de la même réunion, Mike McDermott, responsable de notre fabrication, nous présenta un projet qui nous permettrait de mettre en place un processus de production en dix-huit mois, notamment en cherchant des fournisseurs de matière première réactifs et en concevant de toutes pièces le nouveau matériel spécialisé nécessaire à la fabrication d'ARNm. « Dès que le vaccin sera validé, je pourrai en obtenir plusieurs dizaines de millions de doses en quelques mois », promit-il. Mike dirigeait tout cela depuis chez lui, dans son bureau orné de dessins réalisés par ses cinq filles. Ses plans allaient pulvériser tous les précédents records de vitesse de développement et de production de médicaments.

Épuisée, l'équipe était très fière d'avoir mis au point un calendrier aussi audacieux. Mais, entre-temps, la pandémie avait pris un tour dramatique, notamment à New York, où un grand nombre d'entre nous vivions et travaillions. Les hôpitaux étaient engorgés, les unités de soins intensifs manquaient de respirateurs pour pouvoir traiter correctement les patients, et on empilait les corps dans des camions réfrigérés parce que les morgues étaient pleines. Tous les soirs en m'endormant et tous les matins en me réveillant, j'éprouvais une certaine angoisse en songeant aux ravages que faisait cette maladie. Les taux d'infection et le nombre de morts étaient de plus en plus élevés. L'économie de nombreux pays étant en danger, la recherche d'une solution dépassait le simple cadre d'une entreprise. Il en allait de l'avenir de l'humanité. Depuis que j'avais pris la décision, avec Mikael, de mettre au point un vaccin, j'avais de plus en plus l'impression que c'était la seule issue efficace. Et que nous manquions de temps. Je savais qu'un siècle auparavant, lors de la pandémie grippale de 1918, la seconde vague s'était révélée bien plus mortelle que la première. Je savais aussi qu'à l'automne, nous serions confrontés au double danger d'une saison de grippe au milieu de la pandémie.

« Ce n'est pas assez rapide, annonçai-je aux équipes. Il faut qu'il sorte en octobre. Et il ne nous faudra pas des dizaines de millions, mais des centaines de millions de doses d'ici l'année prochaine. » Je me souviens encore de leurs têtes sur l'écran de mon ordinateur. Ils n'étaient pas déçus que je rejette leur plan. Ils étaient choqués et stupéfaits par ce que je leur demandais. Ils jugeaient cela impossible. Nous avons débattu un moment des raisons de cette impossibilité. Leurs arguments étaient convaincants et limpides. Les faits leur donnaient raison. C'était impossible. Mais il fallait le faire ! Il y a un temps pour chercher le consensus et un temps pour mettre la pression. C'était le moment de leur mettre la pression. Je leur annonçai que leur calendrier était refusé. Point. Je leur demandai de tout reprendre à zéro et de tout repenser, pour que tout devienne possible. Quoi qu'il en coûte. Sans se soucier du retour sur investissement. Pour parvenir à leurs fins, ils disposeraient de tous les fonds nécessaires. Ils devaient travailler en parallèle, plutôt qu'en séquentiel. Mettre en œuvre des expérimentations de manière intelligente et innovante leur permettrait d'apprendre rapidement et d'éliminer sans tarder les prototypes de vaccin les moins prometteurs pour que nous puissions déterminer au plus vite le meilleur candidat. Il leur faudrait courir le risque de mettre en place des lignes de production sans savoir si nous aurions un produit à fabriquer ou non. Ils devraient se procurer dès que possible toutes les matières premières nécessaires facilement disponibles et passer des commandes fermes pour les autres. À la fin de notre réunion, je leur demandai d'inclure le calcul du nombre de personnes qui mourraient en octobre si nous ne parvenions pas à sortir notre vaccin à cette date. Une semaine plus tard, l'équipe est revenue vers moi avec un planning génial qui, en cas de succès, nous permettrait d'obtenir des résultats avant la fin du mois d'octobre 2020.

Ils conçurent les études de Phase I et II de manière très astucieuse. Plutôt qu'attendre que tous les candidats sortent du laboratoire avant de lancer le programme, ils commenceraient dès que le premier candidat serait disponible. Ils le testeraient sur de multiples combinaisons à différents dosages, dans différentes situations, sur des groupes d'âges différents afin de bien comprendre l'interaction du candidat avec le système immunitaire des participants. Dès que le deuxième candidat serait disponible, ils suivraient un programme intelligent de tests ciblés pour pouvoir le comparer au premier. Ces tests nous permettraient de tirer des conclusions pour le deuxième candidat sans avoir à répéter toute la batterie de tests effectuée pour le premier. Nous répéterions ce même procédé avec les troisième et quatrième candidats. L'idée était d'éliminer au plus vite les moins prometteurs, de nous concentrer sur les deux meilleurs, et, après quelques tests supplémentaires, de sélectionner celui qui serait soumis à une étude de Phase III. À ce stade de leur présentation, ils me prévinrent que, même si cette organisation leur donnait des informations utiles pour la sélection du meilleur candidat, le risque était grand de commettre une erreur et de faire passer en Phase III un candidat sous-optimal. Avec le recul, cette décision se révéla l'une des plus cruciales, à une époque où nous avions l'impression de faire chaque jour des choix décisifs.

« Et, comme vous allez vous en rendre compte dans un instant, cette étude de Phase III coûtera plus cher que tout ce que vous avez déjà vu jusqu'aujourd'hui », m'avertit Kathrin. J'en pris note, les laissant poursuivre leur présentation.

L'étude de Phase III était conçue pour donner des résultats concluants le plus rapidement possible. Il s'agissait d'une étude en double aveugle contrôlée par placebo, ce qui signifiait que ni les participants ni les expérimentateurs ne sauraient quel traitement ils avaient reçu avant la fin de l'étude et la levée de l'insu. Elle serait randomisée et individuelle, ce qui voulait dire qu'un nombre égal de participants recevrait d'un côté le candidat final du vaccin, et de l'autre un placebo. La FDA avait fixé un seuil d'efficacité d'au moins 50 % pour qu'un vaccin puisse être homologué. Notre équipe avait imaginé une étude grâce à laquelle nous pourrions démontrer une efficacité de 60 %, une norme interne encore plus élevée. La FDA exige d'ordinaire deux mois de données d'innocuité pour une autorisation d'utilisation d'urgence, et six mois pour une autorisation de mise sur le marché classique. Malgré tout, notre équipe suivrait les participants inscrits pendant deux ans. L'analyse effectuée par nos mathématiciens spécifiait que pour ce niveau de performance (60 %), il faudrait un total d'au moins 164 cas de COVID-19 (participants qui contractent la maladie) pour démontrer une efficacité significative d'un point de vue statistique. Il faudrait une étude de 10 000 à 15 000 participants pour potentiellement générer ce type de résultats en moins d'un an (en fonction du taux d'incidence de la maladie ou de l'infection). Ils décidèrent d'augmenter considérablement la taille de l'échantillon et d'opter pour 30 000 participants, afin d'accroître le nombre potentiel de personnes infectées par la COVID-19 (on porta plus tard ce nombre à plus de 46 000). Les études de cette taille impliquent généralement 40 à 60 sites de recherche. Ils décidèrent d'en cibler 120 pour pouvoir recruter les participants au plus vite (on porta plus tard ce nombre à 153). Mais la décision la plus importante fut de sélectionner des sites de recherche dans des zones où la COVID-19 était très répandue afin que les taux d'attaque (le pourcentage de participants qui contractent la maladie de façon naturelle au cours de la période d'étude) soient les plus élevés possible. Si les taux d'attaque sont faibles et si, par conséquent, moins de personnes tombent malades, il est difficile de déterminer la protection du vaccin. Pour que l'étude clinique puisse démontrer que les personnes vaccinées étaient mieux protégées que celles ayant reçu un placebo, il nous fallait un fort taux d'incidence. Le problème était que, pour un lieu donné, les taux d'attaque variaient au fil du temps. Quand une ville ou une région était victime d'un grand nombre d'infections, ses dirigeants prenaient rapidement des mesures pour y remédier, et, en conséquence, les taux diminuaient. À l'inverse, quand une ville ou une région n'avait pas beaucoup d'infections, la population se relâchait, et les taux d'infection de la COVID-19 augmentaient progressivement. Comment nos scientifiques allaient-ils déterminer où établir nos sites de recherche pour pouvoir bénéficier de taux d'attaque élevés au moment voulu (au moins sept jours après la deuxième dose) ? Nos épidémiologistes mirent au point un algorithme capable de prédire avec précision les zones où les taux d'attaque de la COVID-19 seraient susceptibles d'augmenter au moment voulu. L'équipe de recherche s'efforcerait alors d'ouvrir des sites d'investigation en suivant leurs préconisations de sorte que les risques d'attraper la maladie soient plus élevés quand les participants auraient reçu leur deuxième dose. Alors que l'équipe continuait à exposer ses plans, je me répétais : « Ouah… »

Lorsque l'équipe chargée des vaccins eut achevé sa présentation, Mike McDermott, responsable de la fabrication, prit la parole. Pendant que le laboratoire préparerait les vaccins candidats pour les études des Phases I et II, l'équipe de production commencerait déjà à travailler au dimensionnement du processus de fabrication, sans même savoir quel candidat finirait par être sélectionné. Il leur faudrait commander des matières premières pour l'ensemble des candidats afin d'être parés à tous les scénarios, et envisager de se débarrasser plus tard de celles qui étaient spécifiques aux candidats écartés. Le problème était qu'il n'existait aucune production industrielle, nulle part dans le monde, d'un quelconque produit à ARNm (qu'il s'agisse d'un médicament ou d'un vaccin). Jusqu'alors, nous n'avions conçu de l'ARNm qu'en laboratoire, à petite échelle, pour les besoins de la recherche. Notre équipe de production devrait concevoir, mettre au point et faire fabriquer du matériel industriel qui n'existait pas encore. Mike confirma que nos ingénieurs avaient déjà commencé le travail de conception et entamé des discussions avec des fabricants de matériel spécialisé afin de comprendre ce qui serait nécessaire au façonnage rapide de telles machines.

« Où en est-on du défi que représentent les exigences du stockage à très basse température ? m'enquis-je. Comment allez-vous parvenir à stocker des millions de doses à -70 °C ?

– Merci de me poser la question. Pour le stockage, nous avons une solution. Nous transporterons les matières premières nécessaires au produit existant depuis nos entrepôts actuels vers des sites temporaires que nous aménagerons en fermes de congélation, chacune de la taille d'un terrain de football.

– Des fermes de congélation ? répétai-je.

– Oui. Nous installerons 500 énormes congélateurs qui pourront contenir 300 000 doses chacun. Au total, nous pourrons y conserver plus de 100 millions de doses. Nous en ferons autant sur notre site de fabrication en Belgique pour la production européenne. »

Je crus qu'il allait s'arrêter là, mais il poursuivit.

« Bien sûr, vous allez maintenant me demander comment nous comptons expédier, tout en satisfaisant à ces critères de froid extrême, des millions de doses vers des milliers de sites aux quatre coins de la planète. C'est effectivement un gros défi. Comme vous le savez, il n'existe aucune voiture ni aucun avion susceptible de maintenir des températures aussi basses. Par conséquent, si nous les acheminons de la même manière que nos autres vaccins et médicaments nécessitant de respecter une chaîne du froid, ça ne fonctionnera pas. En réfléchissant hors des schémas habituels, nous nous sommes aperçus que la solution résidait dans une boîte. Et si nous disposions de conteneurs relativement peu coûteux en mesure de maintenir une température de -70 °C durant, disons, une ou deux semaines ? C'est possible en les remplissant de glace carbonique. »

J'étais ravi, mais je l'interrompis pour lui poser ce que j'estimais être une question difficile.

« Où espérez-vous trouver une telle quantité de glace carbonique ?

– Nous avons calculé qu'il nous faudrait un ou deux pour cent de l'approvisionnement en glace carbonique des États-Unis. Le problème est davantage logistique, mais nous avons une solution. Nous allons commencer par produire de la glace carbonique dans nos établissements et l'utiliser sur place. »

Trouvant cette idée des plus audacieuses, je lui demandai de poursuivre.

« Nous pourrons ainsi expédier ces conteneurs dans des véhicules normaux, aussi bien en train qu'en avion, à n'importe quel endroit du globe. À leur arrivée, on pourra soit conserver les doses dans des congélateurs spéciaux disponibles dans le commerce, soit les stocker plus longuement dans le même conteneur en remplaçant la glace carbonique. J'ai demandé à nos ingénieurs de commencer à imaginer un conteneur de ce type, qui serait en fait réutilisable. Il contiendra également un dispositif électronique doté d'un GPS, d'un thermomètre et d'un photodétecteur. L'appareil transmettra en temps réel l'emplacement et la température du conteneur à notre salle d'opération. Si quelqu'un l'ouvre, le photodétecteur nous préviendra. Albert, nous saurons tout sur chaque conteneur qui transite à travers le monde jusqu'à ce qu'il atteigne sa destination en toute sécurité. »

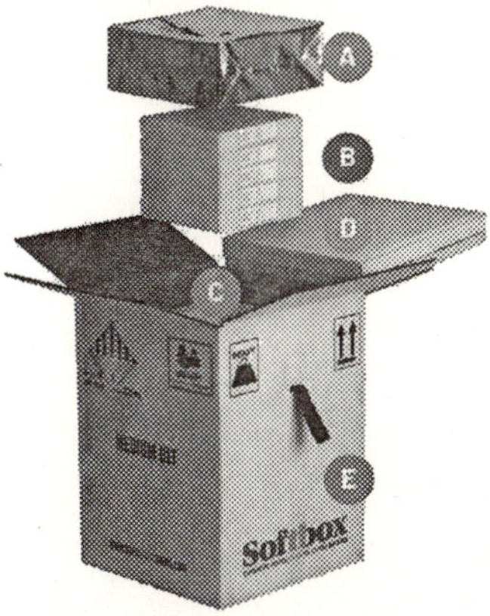

Item	Description
A DRY ICE POD	*Holds the top layer of dry ice*
B VIAL TRAYS	*Vial trays look like small pizza boxes. Each vial tray contains multiple dose vials*
C BOX THAT HOLDS THE VIAL TRAYS	*Box within the thermal shipping container that includes the vial trays. This box should not be removed*
D FOAM LID	*Top foam lid that includes an embedded temperature-monitoring device and remains connected to the box*
E THERMAL SHIPPING CONTAINER	*Outer box of the thermal shipping container*

Composition d'un conteneur destiné aux vaccins Pfizer contre la COVID-19 montrant les composants essentiels employés pour surveiller la température à distance.

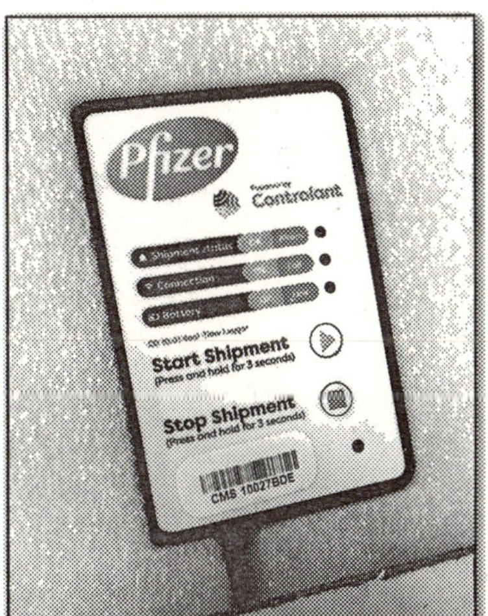

La jauge de température du conteneur destiné aux vaccins Pfizer contre la COVID-19, conçue pour permettre à l'entreprise de surveiller la température et la localisation de chaque conteneur transporté au plus près des patients.

L'ensemble du plan était estimé à près de deux milliards de dollars. Après avoir félicité et remercié l'équipe, je lui donnai mon feu vert. Il faudrait que j'informe notre conseil de direction de cette décision. C'était un pari très onéreux et j'avais conscience qu'en cas d'échec, il serait très douloureux d'encaisser une perte de deux milliards de dollars pour ma seconde année en tant que directeur général. Mais je savais aussi que cela ne ferait pas couler l'entreprise et que c'était la meilleure chose à faire. J'appelai Shantanu Narayen, notre administrateur principal, pour en discuter avec lui. Shantanu est par ailleurs P.-D.G. d'Adobe. Depuis que je suis directeur général, il est pour moi une sorte de mentor. Il est la voix de la raison et possède un talent unique de rassembleur, dont il doit souvent user avec les autres administrateurs du conseil de Pfizer. Il m'écouta avec attention et convint avec moi que ce plan était excellent. Je contactai ensuite quelques autres membres du conseil d'administration pour m'assurer qu'ils étaient d'accord. Ils étaient évidemment tous préoccupés par la propagation de la maladie et convaincus que Pfizer avait un rôle à jouer. Or la gravité de la situation exigeait de tenter le tout pour le tout. Quelques jours plus tard, j'annonçai publiquement notre intention de mettre au point un vaccin contre la pandémie mondiale pour la fin du mois d'octobre.

– 4 –

À la vitesse de la lumière

« *La bataille n'attend pas les retardataires.* »

Eschyle, 525-456 av. J.-C.

Le 19 mars 2020, nous avons organisé une réunion portant exclusivement sur le vaccin. Sur mon agenda, on pouvait lire simplement : « Plan de vaccination COVID-19. » Par la suite, cela devint une sorte de réunion d'équipe du GIGN sur ce que nous appelons aujourd'hui le Projet Lightspeed. C'est sous ce nom qu'elle apparaît sur mon agenda. Et c'est manifestement une coïncidence si, quelques mois plus tard, l'administration Trump nomma son groupe de travail sur la réaction à la COVID-19 Opération Warp Speed. Notre projet s'appelait Lightspeed, soit vitesse de la lumière, afin que les choses soient claires pour tous les participants. Tout le monde devait travailler avec l'énergie et à la vitesse de la lumière, à 300 000 km/s.

Pourtant, cela ne suffirait pas. Chaque équipe de projet possède sa propre dynamique, ce qui fait que les événements évoluent à la vitesse de l'équipe plutôt qu'à celle des individus. Le travail des uns dépend du travail des autres. Lorsque des individus sérieux s'unissent, la force et l'effet de leurs efforts communs sont décuplés. Autrement dit, le résultat est supérieur à la somme des parties. Dans notre cas, une prise de décision rapide par une équipe dévouée et motivée serait le facteur déterminant de la réussite de ce projet.

En général, dans le monde de l'entreprise, il faut consulter de nombreuses personnes avant de pouvoir prendre une décision. Mais, dans chaque société, le plus grand défi reste de parvenir à le faire en dépit des désaccords. Raison pour laquelle, en 2016, quand j'étais à la tête de notre activité biopharmaceutique innovante (Pfizer Innovative Health), j'avais scindé le département en six succursales, chacune disposant d'une autonomie relative pour prendre des décisions tactiques dans les limites de son budget. Les vaccins en faisaient partie, tout comme l'oncologie, la médecine interne, les maladies rares, l'inflammation et l'immunologie, et la santé grand public. J'avais annoncé aux présidents mondiaux de ces succursales qu'ils devaient considérer chacune de leurs unités comme une biotech indépendante, eux-mêmes devant se comporter comme des directeurs généraux, tandis que je jouais le rôle de patron d'une société d'investissement majoritaire dans leur capital.

« Les sociétés d'investissement font trois choses avec les biotechs qu'elles possèdent, leur avais-je expliqué. Premièrement, elles nomment leurs équipes de direction. C'est moi qui vous ai nommés. Deuxièmement, elles s'accordent avec ces équipes de direction sur leur orientation stratégique. Nous en avons discuté et avons une idée claire de l'orientation stratégique que chacun de vous doit suivre. Troisièmement, elles leur allouent des capitaux. Pour ça, vous serez en concurrence. Les meilleures propositions obtiendront les financements. »

Tous les mois, j'examinais en comité leurs demandes d'investissement dans des projets de recherche, des infrastructures de fabrication et des dépenses commerciales, et j'allouais des fonds aux projets validés. Ensuite, je les laissais relativement tranquilles pour mettre en œuvre leurs programmes, me contentant de surveiller les chiffres et les résultats.

Mais, même après la mise en place de ce système, la plupart des décisions des succursales demeuraient passablement complexes et nécessitaient une consultation plus large auprès des nombreuses parties prenantes. Les décisions dépendaient encore d'une diplomatie horriblement lente et de nombreux compromis. Sinon, tout pouvait s'arrêter. Cela peut paraître paradoxal, mais c'est encore plus le cas lorsque des cadres de haut niveau sont impliqués dans un projet. Quand une décision prise par une équipe pluridisciplinaire à un niveau inférieur monte à l'échelon hiérarchique suivant, il est courant que l'un des « patrons » ait un avis différent, ce qui entraîne une suspension du processus. Lorsque le désaccord est enfin résolu, la décision monte au niveau supérieur et, très souvent, le scénario se répète.

La nouvelle approche que j'avais mise en place nous avait permis d'améliorer notre agilité et la rapidité de nos prises de décisions. Cela dit, pour un projet comme Lightspeed, nous avons dû prendre des décisions au plus vite tout en faisant face à des niveaux de complexité plus élevés que jamais. Par exemple, nous avons dû consulter de nombreux scientifiques de différents groupes de recherche, des ingénieurs, des spécialistes de la logistique travaillant pour différents fabricants, des avocats, des commerciaux, des financiers, des responsables de communication, et la liste est encore longue. Toutes ces personnes étaient indispensables à notre processus décisionnel, car nous traitions de sujets très complexes qui nécessitaient leur expertise spécifique. Il était impératif d'obtenir leur accord avant que l'équipe puisse passer à l'étape suivante. Nous ne pouvions pas nous permettre de laisser la bureaucratie et les ego nous ralentir. Nous devions remplacer les processus hiérarchiques, simplifier la chaîne de commandement, et fusionner trois ou quatre échelons en une équipe de projet rapide, capable de prendre des décisions en un clin d'œil.

Nous nous réunissions deux fois par semaine de 16 à 18 heures. Souvent, ces réunions duraient plus longtemps que prévu. C'était moi qui les présidais. La recherche, la production, les services financier et juridique et les affaires générales étaient tous représentés par au moins deux ou trois niveaux hiérarchiques.

Je jouais le rôle de chef de projet. J'avoue que je ne suis pas le meilleur en la matière. Je me débrouille, mais l'intérêt de ma présence était ailleurs. Un directeur général a la capacité de faire tomber les barrières, d'écouter tout le monde et de faire avancer les choses rapidement. J'encourageais chacun à exprimer son approbation, son désaccord, à s'opposer et à soutenir, quel que soit son échelon hiérarchique. Néanmoins, à la fin de la réunion, il était possible de prendre des décisions rapides parce que j'étais présent et avais l'autorité suffisante pour cela. En général, avant de voir leur directeur général, les cadres tiennent un certain nombre de réunions préalables pour se mettre d'accord. Avec ce projet, ils n'avaient pas de temps à perdre. Les données circulaient, et les décisions étaient prises en temps réel. Nous travaillions en flux tendu. Au début, certains n'étaient pas à l'aise avec cette façon de procéder. Il peut être gênant de se retrouver avec son patron (voire le patron de son patron) et ses propres collaborateurs. Mais, bientôt, la volonté de l'équipe de franchir la ligne d'arrivée aussi vite que possible avec un vaccin avant le mois d'octobre 2020 fut plus forte que les hésitations.

Les mois qui suivirent, tous les lundis et jeudis, sur l'ordinateur de mon bureau, chez moi, je voyais la tête d'environ 25 cadres de l'entreprise. Nos ordres du jour allaient de la science fondamentale aux questions médicales en passant par les problèmes de production et de réglementation. Quelle structure de vaccin devons-nous choisir ? Quel délai devons-nous imposer pour les rappels dans notre protocole d'essai ?

Sommes-nous satisfaits de la rigueur des tests effectués sur un site en particulier ? Pourquoi ne parvenons-nous pas à recruter des patients assez rapidement pour les essais cliniques ? Comment garantir la diversité dans les essais cliniques ? Sommes-nous en mesure de fabriquer suffisamment de doses ? Combien doit-on extraire de doses par flacon ? Revoyons les subtilités de l'autorisation d'utilisation d'urgence de la FDA. Où en sommes-nous avec cette disposition ? Quelles sont les dernières nouvelles du Center for Biologics Evaluation and Research (CBER, le Centre de recherche et d'évaluation biologique de la FDA) ? Sommes-nous prêts pour le Vaccines and Related Biological Products Advisory Committee (VRBPAC, la Commission consultative pour les vaccins et produits biologiques associés) ? Les questions se succédaient.

Après une longue journée, Netflix me permettait de me changer les idées et m'offrait un répit au milieu de ces réunions et préparatifs sans fin. Quittant mon bureau, je m'arrêtais dans la cuisine pour me servir un verre de chardonnay, me dirigeais vers le salon, me laissais tomber sur le canapé et visionnais un épisode de *Game of Thrones* ou du *Bureau des légendes*, une série d'espionnage française. Les enfants trouvaient amusant que ma femme Myriam et moi enchaînions les épisodes de *Gilmore Girls*, une comédie dramatique qui nous rappelait que nous n'étions pas les seuls à avoir des problèmes. Il arrivait parfois que je mette sur pause pour prendre mon téléphone et contacter un collaborateur via FaceTime afin d'échanger sur une idée ou résoudre un problème. Ou que je prenne des notes pour le lendemain. Entre deux épisodes, j'appelais des amis ou discutais avec ma femme qui me racontait sa journée. Quand je trouve que j'en fais trop, je me rappelle combien elle travaille d'arrache-pied pour s'occuper de nous. Toujours avec le sourire et des pensées positives. Quand je parle d'elle à nos amis les plus proches, je la décris comme un mélange de Wonder Woman et de mère Teresa.

De réunion en réunion, je devins non seulement de plus en plus curieux, mais aussi de plus en plus impatient. Fasciné par les détails de cette technologie de pointe, je posais constamment des questions pour mieux la comprendre. Parfois, au cours d'une visioconférence et le plus souvent après coup, il m'arrivait d'appeler un spécialiste pour lui demander des explications sur un sujet abordé. Je gardais généralement mes questions pour la fin des réunions, afin d'éviter de faire perdre du temps à tout le monde. Je remettais aussi sans cesse en cause chacune des étapes du processus et chacune de nos échéances. Lorsque quelqu'un m'annonçait que telle chose prendrait des semaines, je lui demandais pourquoi on ne pouvait pas y parvenir en deux jours. Au début, cela en agaça sans doute plus d'un, mais, très vite, l'équipe prit l'habitude d'anticiper et de proposer des solutions permettant d'accélérer les délais, souvent accompagnées d'une importante demande de financement supplémentaire. Mais l'argent n'était pas un problème. Contrairement au temps. Très souvent, quand j'approuvais des investissements supplémentaires, m'inspirant de l'expression « Le temps, c'est de l'argent », je disais à l'équipe : « Le temps, ce sont des vies ». Après plusieurs réunions, ils avaient tous compris ce que j'attendais d'eux.

Avec le recul, je suis convaincu que cette devise – « Le temps, ce sont des vies » – fut le facteur de réussite le plus important de ce projet. Fixer des objectifs très ambitieux jamais atteints auparavant peut libérer la créativité humaine de manière phénoménale. Quand on demande à quelqu'un de faire en huit ans ce qui en prend normalement dix, il trouve cela difficile, mais cherche des solutions dans les limites du processus existant. Si on lui demande de fabriquer 300 millions de doses au lieu de 200 millions (notre véritable capacité annuelle à l'époque), il trouve cela difficile, mais cherche des solutions capables d'améliorer le processus existant. Il est possible qu'il obtienne de meilleurs résultats de cette façon, mais, en général, ces processus ont été optimisés au fil des années, et il n'y a pas grand-chose à faire pour en tirer davantage. Toutefois, en ce qui nous concernait, je ne leur demandais pas de le faire en huit ans, mais en huit mois. Je ne leur demandais pas de produire 300 millions de doses, mais trois milliards. Et j'insistais sur le fait que ces objectifs n'étaient pas négociables. Il était évident dès le départ que quelques améliorations ici et là ne suffiraient pas. Il leur fallait totalement repenser leur façon de faire. Ils devaient repartir de zéro et faire preuve de créativité à chaque nouvelle étape d'un nouveau processus. Et ils y sont parvenus !

Le 22 avril 2020, on annonça que les autorités allemandes avaient approuvé le lancement de notre évaluation sur quatre vaccins candidats contre la COVID-19. L'étude débuta dès le lendemain. Nous avions mis au point quatre candidats, chacun dans un format d'ARNm et une combinaison d'antigènes cibles uniques. Deux des quatre candidats comprenaient un ARNm modifié par des nucléosides (ARNmod), un autre un ARNm contenant de l'uridine (ARNu), et le dernier un ARNm autoamplifiant (ARNaa). Chaque format d'ARNm était conditionné dans une solution de nanoparticules lipidiques (NPL). Deux des vaccins candidats contenaient l'encodage de l'intégralité d'une protéine S optimisée, et les deux autres celui d'un simple fragment de la protéine S, le RBD (pour *Receptor Binding Domain*, soit domaine de liaison au récepteur cellulaire). Les candidats RBD contenaient le fragment de protéine S que l'on estimait le plus important pour obtenir la fabrication d'anticorps susceptibles d'inhiber le virus, tandis que la protéine S intégrale permettait, imaginait-on, de susciter une réaction plus large et plus différenciée. Les premières études sur l'homme étaient destinées à comparer les quatre candidats à différents dosages. Durant cette pré-Phase I impliquant environ 200 participants âgés de 18 à 55 ans, on essaya des doses de 1 µg à 100 µg, avec pour objectif de déterminer la quantité optimale pour les études ultérieures et d'évaluer l'innocuité et l'immunogénicité des vaccins candidats. Ces études nous permirent également de mesurer les effets d'une immunisation répétée pour trois des quatre candidats.

Fin mai 2020, nous avons entamé les tests de Phase I de ces quatre vaccins. En temps normal, nous les aurions évalués l'un après l'autre, mais nous avions décidé de les tester en parallèle : quatre candidats, chacun à trois dosages différents. Dans les conditions habituelles, une telle étude aurait pu prendre un an. On la réalisa en un mois. Fin juillet 2020, nous étions prêts pour un essai combiné de Phases II et III au cours duquel plus de 46 000 participants en tout seraient recrutés sur 153 sites cliniques répartis dans six pays.

À l'approche du mois de juillet, et de la date à laquelle nous avions prévu d'entamer l'étude pivot d'efficacité dite de Phase III, nous avons été confrontés à un nouveau problème épineux. Nous disposions de deux candidats finaux prometteurs, composés de deux formulations vaccinales différentes. Le premier (surnommé b1) était celui qui faisait uniquement appel au RBD de la protéine S du SARS-CoV-2. Ce candidat disposait du plus grand nombre de données et semblait un excellent choix. Le second (b2) était celui qui utilisait l'intégralité de la protéine S. Il semblait avoir une réponse immunitaire plus large et de moindres soucis de tolérance, avec moins de frissons et de maux de tête. Les premières données indiquaient également qu'il pourrait être potentiellement plus puissant chez les adultes plus âgés, plus susceptibles de contracter une forme grave de la COVID-19, et dont l'immunité était plus difficile à stimuler. En revanche, b2 était plus difficile à produire, et, avec moins de données générales disponibles, c'était un choix plus risqué. Les données du premier étaient plus complètes parce qu'il avait été conçu plus tôt. Celles du second n'étaient pas encore toutes exploitables. La date clé approchant, nous devions nous décider sur le vaccin que nous comptions emmener en Phase III. Nous avions l'impression de nous retrouver face à deux puzzles : un premier avec davantage de pièces assemblées qui représentait une magnifique image, et un second avec beaucoup moins de pièces assemblées, mais qui laissait supposer une image aux couleurs bien plus vives.

L'équipe se réunit au complet pour étudier les données dont nous disposions, et projeter ce qui était possible. Malgré un nombre important de trous dans le second puzzle, ce dernier nous paraissait plus prometteur. Notre échéance approchant, nous avons décidé de patienter une semaine supplémentaire pour accumuler davantage de données, car nous avions le sentiment que notre choix serait crucial pour le succès du vaccin. Nous avons eu beaucoup de mal à décider de repousser d'une semaine notre date butoir. En fait, je ne me rappelle pas avoir eu une autre occasion de retarder d'une semaine – ni même d'une seule journée – notre projet Lightspeed. Les dix jours qui suivirent, nous avons cogité, nous nous sommes fait du mauvais sang, et nous avons de nouveau cogité. Devions-nous choisir celui que nous savions suffisant, ou devions-nous chercher quelque chose qui fonctionnerait encore mieux ? Quatre-vingts pour cent des données dont nous disposions concernaient b1, et nous ne pouvions pas nous permettre de prendre le temps d'amasser des données supplémentaires pour b2. Chaque jour de retard signifiait la perte de nombreuses vies humaines. Une partie de l'équipe estimait que b1 serait suffisant. D'autres n'étaient pas convaincus. D'autres encore craignaient de perdre du temps à chercher la « perfection », affirmant que « le mieux est l'ennemi du bien ». Il était vrai que Pfizer allait devoir fournir un travail conséquent pour rendre le b2 commercialement viable et le produire à grande échelle de manière homogène.

Lors d'une réunion qui se révéla capitale, le 24 juillet 2020, l'équipe chargée de l'étude résuma pour la dernière fois les arguments pour et contre chacun des deux candidats. Les données les plus récentes – qui dataient de quelques heures seulement – furent également présentées. Le moment était venu de prendre une décision. Sur mon écran d'ordinateur, je vis tous les regards se tourner vers moi. Le choix final me revenait. Je pris la décision la plus risquée. « En exprimant clairement les pour et les contre de ces deux candidats, vous avez fait un excellent travail, félicitai-je l'équipe. J'ai l'impression que la plupart d'entre vous pensent que la meilleure option est la seconde. Poursuivons avec le candidat b2, et espérons que nous avons raison. »

Les mois qui suivirent, nous avons retenu notre souffle, croisant les doigts pour que les données d'efficacité et d'innocuité de la Phase III justifient notre choix, car, une fois engagés dans cette direction, impossible de faire marche arrière. Ce serait un formidable soulagement quand nous pourrions enfin prendre connaissance des données de l'essai auquel avaient participé plus de 46 000 personnes, avant de le présenter à la FDA pour lui demander une autorisation d'utilisation d'urgence.

La Phase III débuta aussitôt. Dès le début de notre partenariat, Uğur et moi avions discuté de l'importance de la diversité dans notre essai clinique et convenu au printemps de veiller à une bonne représentation ethnique. Nous redoutions par exemple que, si elle était mal représentée dans l'étude, la population noire hésite à se faire vacciner. Nous avons salué l'insistance avec laquelle la FDA a souhaité que ce soit une priorité pour toutes les entreprises travaillant sur un vaccin. Il fallait que ce dernier inspire confiance. Historiquement, plusieurs minorités ont toujours été sous-représentées dans la recherche, notamment les personnes de couleur et les femmes. Les Noirs américains représentent environ 13 % de la population du pays, mais ils ne constituent que cinq pour cent des participants aux essais cliniques. Les Latinos représentent 19 % de la population américaine, mais ne constituent qu'un pour cent des participants. Pfizer a toujours fait de l'excellent travail dans ce domaine et a toujours été en avance sur ces critères. Marie-Pierre Hellio Le Graverand, responsable des opérations et du développement cliniques, et directrice de la recherche clinique chez Pfizer, coécrivit un article en 2021 dans lequel elle étudiait la diversité démographique des participants aux essais cliniques parrainés par Pfizer aux États-Unis. Cette étude démontrait que, contrairement à la moyenne des entreprises du secteur, la participation des Noirs et des Afro-Américains à nos essais était légèrement supérieure à leur représentation dans la population (14,3 % contre 13,4 %), celle des Hispaniques et des Latino-Américains inférieure (15,9 % contre 18,5 %), et celle des femmes à peu près équivalente (51,1 % contre 50,8 %). Ces résultats nous ont servi de référence pour quantifier l'impact de nos efforts permanents pour améliorer la diversité ethnique dans nos essais cliniques.

Cependant, l'essai clinique du vaccin contre la COVID-19 n'était pas un essai ordinaire. C'était le plus important au monde, à l'époque, et nous devions nous montrer exemplaires en matière de diversité. Bien sûr, nous avons encouragé une représentation exhaustive de toutes les populations. Mais le choix de participer ou non à un essai clinique est personnel et peut être motivé par des préjugés ou des informations erronées. Il nous fallait en faire davantage. Sandy Amaro, chargée de la diversité dans les essais cliniques de Pfizer, joua un rôle de premier plan dans ce domaine. Son mari, Jean Amaro, travaillait également chez nous, au service de l'assurance qualité. Pour Sandy, mariée à une « grande et tendre famille dominicaine », et mère de deux enfants dominicains, son travail est particulièrement proche de la réalité : « Je veux m'assurer que ma famille est représentée dans les essais cliniques et les systèmes de santé, et montrer à nos enfants qu'à force de travail acharné, on peut changer le monde. »

En collaboration avec l'ensemble de l'équipe, Sandy avait pour mission d'obtenir pour nos essais cliniques des cohortes de participants statistiquement diverses. Autrement dit, elle se concentrait sur l'équité et l'inclusion en aidant nos équipes à obtenir une représentation fiable des participants. L'objectif de la diversification des essais cliniques est de mieux comprendre la façon dont une thérapie ou un vaccin affecte des personnes d'âges, d'ethnies et de sexes différents afin de déceler les différences d'innocuité ou d'efficacité entre les populations. Comme le dit Sandy : « Nous devons nous laisser guider par la science. » C'est une philosophie que Pfizer a très bien intégrée à son mode de fonctionnement. En plus de gérer des données, Sandy et son équipe reconnaissent également l'importance de l'engagement communautaire en travaillant avec des partenaires qui font la promotion du multiculturalisme, des institutions médicales et des organismes législatifs pour informer les personnes les plus à risque ou sous-représentées d'un point de vue historique dans les essais cliniques et les encourager à y participer. C'est exactement ce qu'elle fit pour garantir une certaine diversité dans nos essais de Phase III du vaccin contre la COVID-19. Grâce à notre vaste programme de sensibilisation, nous avons pu recruter des patients dans les communautés afro-américaines de La Nouvelle-Orléans et d'Atlanta, amérindienne de la Nation navajo, hispaniques et latino-américaines de différentes villes et zones rurales du pays. C'était très important. Lorsque le vaccin fut disponible, la Nation navajo, par exemple, dépassa le taux de vaccination de l'ensemble des États-Unis. En fin de compte, 42 % des participants – contre environ 30 % des Américains – étaient issus de la diversité, aussi bien d'un point de vue géographique qu'ethnique, et de tous les âges. Ces efforts, et surtout les résultats qui en découlèrent, ne passèrent pas inaperçus. Au printemps 2021, PatientView, un important groupe de recherche et de conseil sur les patients situé au Royaume-Uni, fit passer Pfizer de la quatrième à la deuxième place des sociétés pharmaceutiques centrées sur le patient parmi les 14 grands laboratoires de « big pharma ».

Durant des semaines et des mois qui me semblèrent interminables, chaque fois que quelqu'un soulevait un problème, évoquait un obstacle ou un défi, je répondais : « Des gens meurent. Nous n'aurons aucune excuse. Trouvez la solution. » J'étais conscient qu'il s'agissait d'une sorte de chantage psychologique. Mais c'était malheureusement le cas. Kathrin vivait à New York, à deux pas d'un hôpital, et elle nous racontait souvent, pendant que nous attendions que tout le monde soit présent pour entamer une réunion, que lors de ses sorties autorisées, durant le confinement, elle avait remarqué les morgues réfrigérées improvisées de ce qui était alors l'épicentre de la pandémie. Au cours de nos réunions Lightspeed, il m'arrivait souvent de me référer à ses descriptions. Cela me mettait sincèrement mal à l'aise de leur rappeler les enjeux de manière si crue, mais je ne pouvais m'en empêcher, car c'était réellement efficace. Tout le monde se donnait à 200 % parce qu'ils savaient que « le temps, ce sont des vies ». Et, bien sûr, la pression pour tenir les délais et obtenir des résultats fut de tous les instants. Avec le recul, je n'ai jamais regretté d'avoir poussé les gens dans leurs derniers retranchements. Je sais que, sinon, nous n'aurions jamais réussi, et le monde serait aujourd'hui dans une situation particulièrement difficile. Le *Wall Street Journal* évoqua plus tard les délais fous de Pfizer et de son « D.G. exigeant ». Mais je regrette sincèrement de m'être montré, à plusieurs reprises, inutilement désagréable. Au lieu de dissimuler mon stress, je l'ai laissé transparaître. Et je regrette amèrement d'avoir fait subir cela à des personnes qui travaillaient jour et nuit. À cette époque, la plupart avait l'impression que j'en faisais trop. Mais, plus tard, lorsqu'ils eurent accompli bien plus qu'ils l'avaient cru possible, ils furent tous si fiers des retombées de leur travail sur la population du monde entier qu'ils me le pardonnèrent. Sans pour autant l'oublier.

Chez Pfizer, tous les cadres sont évalués tous les six mois par leurs équipes au regard des quatre valeurs fondamentales de Pfizer : le courage, l'excellence, l'équité et la joie. Pour chacune, j'avais toujours obtenu des résultats parmi les meilleurs de l'entreprise. Mais, en consultant les résultats de l'enquête que je reçus fin 2020, je constatai que mon score en joie avait sérieusement dégringolé. Ce n'était pas parce que je m'étais montré un peu dur. On pouvait l'accepter, au milieu d'une pandémie, voire s'en féliciter. Mais il m'était arrivé de perdre mon sang-froid devant mes collaborateurs. D'oublier de reconnaître le dur labeur de l'un parce que j'étais trop occupé à résoudre les problèmes d'un autre. Des différences culturelles ont pu également aggraver cette situation. Dans ma culture méditerranéenne, on se sert de sa voix pour souligner ou signifier quelque chose, ce qui peut se révéler très désagréable pour des personnes issues d'autres univers. Je peux avoir une personnalité explosive. En fait, au fil des ans, j'ai dû beaucoup baisser le ton pour « survivre » dans l'environnement d'une entreprise internationale, notamment à mon arrivée aux États-Unis. Mais, aujourd'hui, le poids de cette grande responsabilité m'a trahi, et j'ai fait de la peine à de nombreuses personnes qui ne le méritaient pas.

J'ai réfléchi aux commentaires que j'ai reçus, et il est évident que les critiques étaient justifiées. En présentant ces résultats aux membres de mon équipe, je leur avouai combien je regrettais de leur avoir fait défaut. Les situations de stress mettent le caractère à rude épreuve, mais j'aurais dû faire preuve de plus de discernement. Les humains apprennent de leurs erreurs, et je suis déterminé à ne pas laisser une telle chose se reproduire.

Fin octobre 2020, j'envoyai un courriel aux 11 membres de mon équipe de direction :

Chers collègues,

Tous ceux à qui je m'adresse – qu'il s'agisse de collaborateurs, d'élus, de scientifiques, d'investisseurs et ainsi de suite – me demandent quand nous saurons si le vaccin fonctionne. Je suis certain qu'il en va de même pour vous. Or, le moment approche. Dans les jours qui viennent, le Comité de surveillance et de suivi nous communiquera probablement une analyse intermédiaire sur notre essai COVID-19. Le monde entier nous observe. Les enjeux ne pourraient être plus élevés.

Je souhaite profiter de ce moment pour vous dire à quel point je suis fier de cette équipe de direction. Depuis plus de huit mois, désormais, vous êtes parvenus à diriger à distance cette entreprise internationale sans le moindre accroc. Dans le même temps, vous avez adhéré aux trois objectifs que nous nous étions fixés en mars dernier, à savoir : 1) le bien-être de nos 90 000 employés ; 2) le maintien d'un approvisionnement régulier des médicaments pour ceux qui comptent sur nous ; et 3) la mise au point d'un vaccin pour cette année.

Je sais que cette équipe est focalisée sur les résultats et non sur les efforts. Néanmoins, avant la lecture du rapport, je tiens à vous remercier pour votre engagement extraordinaire. Que nous gagnions ou perdions sur le vaccin (et je suis convaincu que nous gagnerons), nous avons innové dans tous les domaines. Pfizer ne sera plus jamais la même entreprise.

D'un point de vue plus personnel, j'ai hâte que la pandémie soit derrière nous et que nous puissions nous retrouver ensemble au Cercle des objectifs.

Albert

– 5 –

La joie suprême

« C'est de la contemplation du travail bien fait qu'on tire les plus grands plaisirs. »

Démocrite, 460-370 av. J.-C.

Le jeudi 5 novembre, l'équipe du projet Lightspeed se retrouva dans le cadre de ses réunions régulières. Deux jours après l'élection présidentielle contestée. Cette séance avait pour objectif de déterminer quand nous aurions suffisamment de données pour révéler les résultats de l'essai du vaccin et décider si nous pouvions passer à l'étape suivante et faire une demande d'autorisation d'utilisation d'urgence. Il était évident que nous n'étions plus très loin du jour fatidique. Dès le dimanche soir, nous saurions à quoi nous en tenir.

Quelques heures avant la lecture des résultats de l'essai clinique, un petit groupe au sein de l'équipe de développement clinique leva discrètement l'insu sur les données de l'essai afin de mettre sous forme de tableau les résultats d'efficacité et d'adresser un rapport au Comité de surveillance et de suivi. Ce dimanche 8 novembre, nous lirions les données à notre équipe de direction. Ce serait notre premier aperçu de l'utilité de ces neuf mois de recherche et de développement. Nous nous étions fixé rendez-vous dans l'après-midi. En coulisses, ils se démenaient pour rassembler et compiler des tartines de données issues de sites d'investigation du monde entier. Ils travaillèrent sans relâche. Plus tard, j'appris qu'un des analystes avait reçu son paquet de données à 1 h 30 du matin. Ayant subitement perdu sa connexion Internet chez lui, il avait dû parcourir la ville au milieu de la nuit, à la recherche d'une connexion Wi-Fi, afin de pouvoir transmettre ses données à l'heure convenue – 4 h 30 – à l'équipe d'analyse chargée de l'étape suivante. Il avait fini par trouver une station-service fermée pour la nuit qui émettait un signal Wi-Fi si faible qu'il était tout juste détectable à l'extérieur. Alors qu'il faisait mouliner les chiffres depuis sa voiture, un véhicule de police s'était arrêté dans la station pour lui demander ce qu'il faisait. Quand l'analyste avait expliqué au policier qu'il travaillait sur le vaccin, l'agent lui avait proposé de rester sur place pour veiller à sa sécurité. Il était parvenu à transmettre son paquet de données juste à temps.

La veille, le samedi 7 novembre, j'eus beaucoup de mal à contenir mon inquiétude. Cette journée ensoleillée de fin d'automne ne parvenait pas à me mettre de bonne humeur. La période électorale tumultueuse qui avait réussi à politiser notre travail sur le vaccin s'était terminée quelques jours auparavant. Enfin... si on veut. Comme tout le monde dans ce pays, j'étais à cran. Mais, en ce qui me concernait, l'angoisse des résultats ne s'arrêtait pas à la politique. La semaine s'achevait avec de mauvaises nouvelles, puisque plus de 120 000 Américains avaient contracté la COVID-19 en une seule journée, le plus grand nombre de nouveaux cas en vingt-quatre heures depuis le début de la pandémie. Ces chiffres allaient continuer à grimper en flèche. En tant que directeur général de Pfizer, cette nouvelle me faisait l'effet d'un affront personnel. J'éprouvais un profond sentiment de responsabilité.

Seul un petit nombre d'entre nous, aussi bien chez Pfizer que chez nos partenaires de BioNTech, en Allemagne, savait que le lendemain, le dimanche 8 novembre, nous allions connaître les résultats de l'essai de Phase III de notre vaccin à base d'ARNm. Je me posais des dizaines de questions. Avions-nous eu raison d'opter pour la technologie ARNm ? Le choix du candidat b2 aux dépens du b1 était-il judicieux ? Peut-être aurions-nous dû, comme tout le monde, privilégier un rappel vingt-huit jours après la première dose au lieu de vingt et un. Et pourquoi avions-nous décidé de tester les résultats sept jours après la deuxième dose plutôt que d'attendre que la réponse immunitaire soit plus élevée, au bout de quatorze jours ? Tous les autres testaient à quatorze jours. S'agissait-il d'une preuve de courage ou d'arrogance ?

Le lendemain matin, je me rendis dans l'un de nos bureaux satellites dans le Connecticut, à une heure de route, au nord-est de New York, pour une réunion en petit comité afin de prendre connaissance des résultats. Nous avions investi la passion de nos collaborateurs, notre science et notre technologie dans un pari aux implications colossales, aussi bien pour notre entreprise que pour l'humanité.

J'arrivai au bureau en même temps que Mikael Dolsten. En nous retrouvant devant l'immeuble, nous nous sommes aperçus que, bien qu'ayant travaillé ensemble tous les jours depuis huit mois, et avec une certaine intensité, c'était la première fois depuis longtemps que nous nous voyions en personne. Nous avions pris un nombre incalculable de décisions ensemble et avions mis au point un vaccin candidat révolutionnaire dont les résultats étaient sur le point d'être révélés, mais, durant toute cette période, nous ne nous étions pas rencontrés physiquement. J'avais eu l'occasion de croiser d'autres membres de mon équipe, mais, Mikael étant très prudent depuis qu'une personne qui lui était chère avait contracté la maladie, nous avions tenu toutes nos réunions via Webex et FaceTime. Pour Mikael, le travail que nous accomplissions pour lutter contre la COVID-19 avait vraiment un côté personnel. Bien sûr, en tant que médecin et belle personne se préoccupant fortement de nos patients, Mikael était dévoué corps et âme au développement d'un vaccin et d'un traitement pour la COVID-19. Au début de la pandémie, sa femme Katarina, également médecin, avait été infectée par le coronavirus et hospitalisée au Mount Sinaï, car elle présentait des symptômes graves. Des semaines durant, jour et nuit, il s'était occupé d'elle tandis qu'elle combattait le virus dans l'unité de soins intensifs de l'hôpital. Dans le même temps, il travaillait sur un vaccin et un traitement pour s'assurer que plus personne ne doive subir la souffrance vécue par son épouse. Myriam et moi étions de bons amis de Katarina, et nous étions naturellement très préoccupés. Je connaissais Mikael depuis des années, mais je ne l'avais jamais vu aussi inquiet et perturbé que pendant les semaines où sa femme luttait contre la maladie. J'avais tout d'abord hésité à l'appeler pour discuter du projet Lightspeed. S'en étant rendu compte, il m'avait soutenu que le cas de sa femme l'avait encore davantage motivé à travailler sur ce programme, et il demeura profondément impliqué dans nos travaux. Comme je l'ai dit, pour lui, c'était devenu une affaire personnelle.

Après nous être salués chaleureusement du coude, nous sommes allés rejoindre les autres à l'intérieur. Ils étaient déjà tous là : Doug Lankler, notre directeur juridique et mon proche conseiller, qui avait déjà su relever un nombre incroyable de défis juridiques et commerciaux complexes, toujours avec bonne humeur et un jugement avisé ; Sally Susman, notre directrice des affaires générales, responsable des engagements externes de Pfizer, qu'il m'arrive de surnommer notre ministre des Affaires étrangères ; et Yolanda Lyle, une avocate douée devenue ma nouvelle directrice de cabinet et qui a assumé ce rôle sans problème tout au long de la pandémie. Je pris place parmi mes collaborateurs. Sachant que je pouvais compter sur leur confiance et leur calme, je me mis à discuter avec eux de manière informelle de météo, de sport et de sujets d'actualité. Pour faire passer le temps plus vite. Doug avoua qu'il était si anxieux qu'il avait envie de vomir. Mis à part l'angoisse que nous éprouvions tous, il était agréable d'être de nouveau entouré de nos amis et collègues. Mais j'étais également très attentif aux doux tintements du téléphone portable de ma directrice de cabinet. C'était Yolanda qui recevrait une notification quand le Comité de surveillance et de suivi aurait délibéré après s'être réuni. Le stress, l'épuisement, les frustrations, les espoirs et les rêves de ces interminables semaines de pandémie touchaient à leur terme. À 13 h 27, le téléphone de Yolanda se manifesta : « Réunissez l'équipe de direction, SVP. »

On s'installa tous les cinq dans une salle de réunion, où on lança une visioconférence Webex. Rod MacKenzie, notre directeur du développement international, était déjà connecté depuis le Michigan, où il vivait. Dans la salle se trouvait également un journaliste armé d'une caméra pour immortaliser ce moment.

Nous avions tous le regard rivé sur l'écran, mais personne au sein de l'équipe des essais cliniques n'était présent pour nous annoncer la nouvelle. On patienta un long moment. Au bout de plusieurs minutes, une éternité, je plaisantai sur le fait que cette torture était une vengeance pour toute la pression que j'avais mise sur cette équipe au cours des semaines et des mois d'essai : « C'est le jour de la vengeance », souris-je.

Pour passer le temps, on continua à bavarder. Mikael avait pris place juste à côté de moi. Je lui demandai de prédire le niveau d'efficacité obtenu à l'issue des essais. Se tortillant sur sa chaise, il répondit avec une certaine hésitation : « Soixante-dix pour cent… » Je songeai : « J'espère qu'il a raison. »

Finalement, les chercheurs qui possédaient les résultats se connectèrent. On tenta d'interpréter la moindre expression corporelle, mais ils ne laissaient rien paraître. Cela me fit penser au moment où, dans les films d'exploration spatiale, un silence angoissant règne dans le centre de contrôle, chacun à l'affût du moindre crépitement émis par un astronaute appelant depuis sa capsule pour annoncer qu'il s'est posé sans encombre. C'était la même chose.

Bill Gruber, directeur de la recherche vaccinale et du développement clinique de Pfizer, prit la parole : « Bonne nouvelle. L'étude est concluante. Le comité d'experts indépendants qui a analysé les données après la levée d'insu nous conseille fortement de remplir immédiatement une demande d'autorisation d'utilisation d'urgence. »

« Fortement » et « immédiatement » étaient des termes forts assez inhabituels pour ce comité. Au cours de ces essais, il avait toujours pris soin d'employer une terminologie prudente, concise, clinique. Mais nous devinions à présent l'enthousiasme de ses membres. Bondissant de nos chaises, nous avons poussé des cris de joie. Sally, Doug et Yolanda hurlaient. J'avais l'impression de survoler des montagnes et des vallées verdoyantes équipé d'une *wingsuit*. Quelques instants plus tard, Yolanda surgit avec une bouteille de champagne qu'elle avait mise au frais, ayant anticipé des résultats positifs. Alors que nous trinquions à cet incroyable moment, je me rappelle m'être tourné vers les deux agents de sécurité qui se trouvaient avec nous ce jour-là. Ils étaient immobiles, comme toujours, mais avaient compris ce qui se passait, et on les sentait particulièrement émus. L'un d'eux avait presque les larmes aux yeux.

On continua à fêter l'événement, mais nous ne connaissions pas encore la meilleure partie de l'histoire. On l'apprit un quart d'heure plus tard, quand deux biostatisticiens aguerris, dont Satrajit Roychoudhury, nous communiquèrent le niveau d'efficacité, à Doug et à moi. Nous étions convenus que seuls lui et moi prendrions connaissance des chiffres réels d'efficacité afin de pouvoir déterminer ce que nous ferions de cette information potentiellement importante. Quand les autres eurent quitté la salle, on passa, Doug et moi, un nouvel appel vidéo afin qu'on nous transmette les résultats. Je m'étais dit qu'une efficacité de plus de 60 % serait un bon résultat. Mais le biostatisticien nous déclara :

« Sur les 94 cas de COVID-19 confirmés, 90 se sont déclarés au sein du groupe placebo. »

Choqué, j'avais l'impression d'avoir mal entendu. Je l'interrompis brusquement.

« Vous avez dit 19 ? Un et neuf ?

– Non. Quatre-vingt-dix. Neuf et zéro !

– Mais quel est le taux d'efficacité ?

– Il est de 95,6 %, monsieur. »

Comme Doug, je demeurai interdit un long moment.

« À quel point ce chiffre est-il probant ? demandai-je.

– Sa signification statistique est très élevée, monsieur, répondit l'un d'eux. Nous ne nous attendons pas à ce qu'il varie énormément lorsque nous aurons les résultats finaux des 164 cas. »

Nous avons remercié les biostatisticiens avant de raccrocher. On se consulta du regard, Doug et moi. Je compris que nous étions probablement en possession de l'information la plus importante au monde. Notre responsabilité était très élevée.

« Qu'est-ce qu'on fait, maintenant ? lui demandai-je.

– Cette information aura un impact significatif sur la santé publique et sur la manière dont les autorités sanitaires penseront et géreront la pandémie. Nous devons la divulguer sans tarder. »

J'acquiesçai. J'avais préalablement informé Moncef Slaoui, à la tête de l'Opération Warp Speed (OWS), que nous n'annoncerions que le succès ou l'échec de l'analyse intermédiaire et que nous ne fournirions aucun chiffre spécifique avant d'être en possession des résultats définitifs. Moncef m'avait garanti que Moderna en ferait autant. Il craignait que si nous donnions un chiffre d'efficacité précis à partir de l'analyse intermédiaire et que les résultats définitifs étaient différents d'un ou deux points, cela puisse créer la confusion auprès du public. Mais nous pensions tous que le taux d'efficacité se situerait entre 50 et 70 %. Nous étions à présent en possession d'une information qu'il fallait communiquer aux responsables de santé publique du monde entier. Ils allaient pouvoir compter sur un vaccin dont l'efficacité était de 95,6 %. Cela changeait totalement la donne. Doug, naturellement, était au courant de notre discussion.

« Et ce dont on a discuté avec Moncef ? lui demandai-je.

– C'est une information très importante pour les autorités sanitaires du monde entier, me rétorqua-t-il. Il faut immédiatement la diffuser. »

Je réfléchis un moment.

« Et si nous annoncions une efficacité supérieure à 90 % ? Ça donnerait à tout le monde une indication claire de l'ampleur du résultat sans nous obliger à dévoiler un chiffre précis, comme nous en sommes convenus avec Moncef.

– Ça peut se tenter, me répondit Doug. »

On ouvrit la porte, et Doug alla chercher Mikael, Sally et Yolanda dans l'autre salle de réunion. Dès que tout le monde fut revenu, on referma la porte, et je commençai par rappeler à Mikael sa précédente prédiction de 70 % d'efficacité. Puis j'annonçai la nouvelle :

« Mikael, c'est plus de 90 %.

– Oh, la vache ! s'écria-t-il. »

Il était sous le choc, comme toutes les personnes présentes dans la pièce. Ils n'arrivaient pas à y croire.

Nous leur avons expliqué qu'on nous avait fourni un chiffre précis, mais qu'afin de respecter nos engagements envers l'OWS, nous avions décidé d'annoncer un vague « supérieur à 90 % ». Je fus surpris, quelques semaines plus tard, d'entendre Moderna annoncer ses résultats intermédiaires avec le chiffre précis de « 94,6 % » malgré notre accord avec l'OWS.

Yolanda lança le processus de divulgation sur lequel nous nous étions mis d'accord au préalable. Il nous fallait organiser une réunion avec l'équipe de direction de Pfizer et, dans la foulée, une autre avec le conseil d'administration. Nous devions finaliser les communiqués de presse et bien d'autres choses encore. Complètement sonné, je demeurai quelques instants dans la salle de réunion. Je me posais mille questions. Qu'allait-il se passer maintenant ? Quelle allait être la prochaine étape ? À quoi la fabrication et la livraison allaient-elles ressembler ? Qu'en était-il des pays qui n'avaient pas encore passé commande ? Tout le monde voudrait l'avoir, désormais. Disposerions-nous de quantités suffisantes pour les approvisionner ? Mais je redescendis aussitôt sur Terre. Comment pouvait-on rester assis tout seul dans une pièce au lieu de fêter un événement d'une telle portée historique ? Surtout pour un Grec ! Je me levai d'un bond et allai retrouver Doug. « Je peux appeler mon fils pour lui annoncer la nouvelle ? » lui demandai-je.

Depuis le début de la pandémie, mon fils Mois, dont le prénom est un hommage à mon père, suivait ses cours à l'université depuis la maison et était devenu mon compagnon de tous les instants. Étudiant en électrotechnique à l'université de l'Illinois, il suivait ses cours par Zoom dans sa chambre. Il aimait descendre dans mon petit bureau, où il pouvait écouter toutes les conversations qu'il trouvait intéressantes. C'était devenu un proche conseiller. Il assistait à presque toutes les réunions importantes de Lightspeed, installé au fond de la pièce, derrière la webcam. Il écoutait aussi certaines de mes conversations avec les chefs d'État de nombreux pays. À la fin de chacune de mes réunions et de chacun de mes appels, je lui demandais son avis, et nous en discutions un moment. Je partageais également avec lui mes pensées les plus intimes sur ce projet, et notamment mes inquiétudes et mes craintes les plus profondes. Cela m'aidait à structurer ma pensée et à voir les choses de manière plus distincte. Connaissant le soutien important que Mois m'avait procuré durant ces longs mois, Doug m'autorisa à le contacter : « Fais juste en sorte qu'il n'en parle pas à ses amis aujourd'hui, avant l'annonce officielle », me conseilla-t-il.

J'envoyai aussitôt à Mois un SMS représentant un pouce levé.

Il me demanda aussitôt :

« Forte efficacité ?

– Au-delà de nos attentes, lui répondis-je. On en parle ce soir. »

Et il m'envoya un émoji en forme de cœur !

Yolanda m'informa alors que les réunions avec l'équipe de direction et le conseil d'administration étaient prévues une heure plus tard, l'une après l'autre.

Tous les membres du conseil et de la direction étaient impatients de savoir pourquoi on les convoquait brusquement un dimanche soir. Ils ignoraient que la divulgation des résultats avait eu lieu le jour même, mais avaient compris qu'il se passait quelque chose d'important, sans doute en relation avec la mise au point du vaccin.

Cependant, avant de participer à ces réunions, il me fallait passer un appel un peu particulier. En Allemagne, notre partenaire Uğur Şahin, directeur général de BioNTech, attendait lui aussi les résultats. Je l'appelai d'un petit bureau, non loin de la salle de réunion, pour lui annoncer l'incroyable nouvelle. En fait, je l'appelai en vidéo pour que nous puissions nous voir. Une fois connectés, nous avons discuté calmement, et je sentis de nouveau ma gorge se serrer et les larmes me monter aux yeux. Je devinai qu'il éprouvait la même chose. Quand je lui annonçai le taux d'efficacité, je vis son visage s'illuminer. Nous étions presque en larmes. Uğur avait toujours été confiant, mais c'en était trop. Nous nous sommes regardés quelques instants sans dire un mot, mais ressentant énormément de choses. Quelques mois plus tard, Uğur me raconta qu'il avait eu l'impression que notre conversation s'était déroulée au ralenti. Nous avions pris des risques prodigieux, et les résultats nous avaient donné raison. Après ce long silence, nous avons discuté des annonces que nous nous préparions à faire dès le lendemain, puis nous avons raccroché.

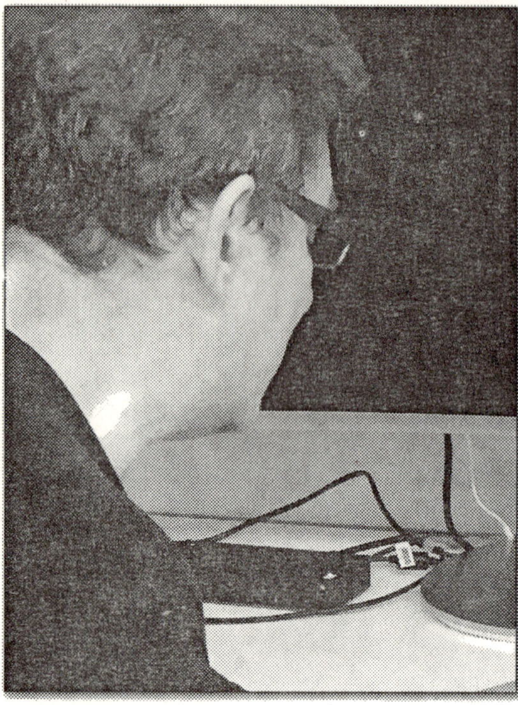

Le 8 novembre 2020, Albert Bourla appelant en vidéo le Dr Uğur Şahin, cofondateur et directeur général de BioNTech, pour partager avec lui les chiffres de l'efficacité du vaccin contre la COVID-19.

On tint ensuite la réunion vidéo avec l'équipe de direction. Une demi-heure après, ce fut au tour du conseil d'administration. On leur raconta tout : notre analyse intermédiaire venait d'obtenir des résultats positifs concluants. On leur expliqua que l'efficacité observée était extrêmement positive, que nous annoncerions publiquement le lendemain que notre vaccin possédait une efficacité supérieure à 90 %, et que nous déposerions deux ou trois semaines plus tard une demande d'autorisation d'utilisation d'urgence. Ils éprouvèrent tous une grande joie et un soulagement profond. Ils comprirent que, dès le lendemain, la situation ne serait plus la même.

Après la réunion avec le conseil d'administration, je passai deux appels téléphoniques. Le premier au Dr Peter Marks, directeur du CBER de la FDA. Je le mis au courant de tout ce qui s'était passé. Il était aux anges.

Il me recommanda de déposer notre demande d'autorisation d'utilisation d'urgence dès que possible, pour que la FDA puisse l'examiner au plus vite.

Puis j'appelai le Dr Tony Fauci. Je lui demandai avant tout s'il était assis. Sachant que nous attendions les résultats de notre étude ce jour-là, Tony fut très inquiet. Plus tard, il m'avoua avoir alors pensé que la nouvelle était soit très mauvaise, soit très bonne.

« Oui, je suis assis. Dites-moi tout, me répondit-il.

– Tony, le résultat est positif. Sur un total de 94 cas, 90 concernent le groupe placebo et quatre le groupe vaccin. L'efficacité est donc de 95,6 %. »

D'ordinaire très mesuré, Tony me parut terriblement ému.

« Albert, ce vaccin va changer la donne, m'assura-t-il d'une voix tremblante.

– Nous ferons l'annonce dès demain, lui révélai-je. »

J'étais très content pour lui. Des mois durant, il avait tenu bon malgré les nombreux coups provenant de la Maison-Blanche et du ministère de la Santé. Pendant cette crise, j'avais parfois eu l'impression qu'il était la seule voix officielle fiable, le seul en qui nous pouvions tous avoir confiance. Il était désormais conscient d'avoir en main les outils nécessaires pour vaincre cette pandémie.

– 6 –

Le passé, le présent et l'avenir

« Heureux celui qui ne pleure pas ce qu'il n'a pas, mais qui se réjouit de ce qu'il a. »

Épictète, 50-130 apr. J.-C.

Ce n'est qu'en rentrant chez moi, ce soir-là, vers 19 heures, que je me mis à réfléchir. Je me laissai tomber dans mon fauteuil préféré et écoutai le silence. Je commençai à sangloter de joie. Je demeurai là un long moment, le temps d'assimiler ce qui s'était passé. Ma femme, mon fils et ma fille s'installèrent à mes côtés. Mon fils me prit une main, et ma fille l'autre. Durant tous ces mois où j'avais travaillé à la maison, ils n'avaient manqué aucune phase importante de ce projet. Ils m'avaient accompagné dans les bons et les mauvais moments et étaient à présent extrêmement fiers du résultat. Ce soir-là, je pensai aux quelque 60 millions de personnes dans le monde qui avaient contracté la COVID-19, et au

1,3 million qui avaient perdu la vie. J'étais aussi bouleversé par l'ampleur de la crise que par ce que nous avions accompli jusqu'alors. J'étais heureux.

Durant ce moment calme et poignant, je songeai aussi à mes parents, Mois et Sara Bourla. Au cours de l'année écoulée, pour répondre au racisme et à la haine qui déchiraient le tissu de notre grande nation, j'avais commencé à rédiger l'histoire de ma famille.

Mes ancêtres avaient fui l'Espagne à la fin du xve siècle, quand le roi Ferdinand et la reine Isabelle avaient promulgué le décret de l'Alhambra, qui exigeait des Juifs espagnols qu'ils se convertissent au catholicisme sous peine d'expulsion du pays. Ils avaient fini par s'installer dans la ville ottomane de Thessalonique, intégrée à la Grèce en 1912, lors de sa libération de l'Empire ottoman.

Avant qu'Hitler n'entame sa conquête de l'Europe, la communauté juive séfarade de Thessalonique était des plus florissantes. À tel point qu'on l'appelait la *Madre de Israel*, « la mère d'Israël ». Cependant, moins d'une semaine après le début de l'occupation, les Allemands avaient déjà arrêté les dirigeants juifs, expulsé des centaines de familles juives et confisqué leurs appartements. En moins de trois ans, ils avaient atteint leur objectif d'éradication de la communauté. Quand les Allemands avaient envahi la Grèce, environ 50 000 Juifs vivaient dans la ville. À la fin de la guerre, il n'en restait que 2 000.

Heureusement pour moi, mes deux parents faisaient partie de ces 2 000 survivants.

Comme tant d'autres, la famille de mon père avait été contrainte de quitter son domicile et conduite dans une maison surpeuplée, au sein d'un ghetto juif. Ils devaient partager la maison avec plusieurs autres familles. Ils pouvaient entrer et sortir du ghetto, à condition de porter une étoile jaune.

Mais, un jour de mars 1943, les forces d'occupation avaient encerclé le ghetto, en bloquant la sortie. À ce moment-là, mon père, Mois, et son frère, Into, se trouvaient à l'extérieur. Sur le chemin du retour, ils avaient croisé leur père, qui était également sorti. Il leur avait raconté ce qui se passait et ordonné de partir se cacher. Mais il devait rentrer chez lui, car sa femme et ses deux autres enfants étaient à la maison. Plus tard dans la journée, mon grand-père, Abraham Bourla, sa femme Rachel, leur fille Graciela et leur jeune fils David avaient été emmenés dans un camp devant la gare. De là, on leur avait fait prendre le train pour Auschwitz-Birkenau. Mois et Into ne les avaient jamais revus.

Le même soir, mon père et mon oncle avaient fui jusqu'à Athènes, où ils avaient pu obtenir de faux papiers avec des noms chrétiens. Ils les avaient obtenus auprès du chef de la police qui aidait les Juifs à échapper aux persécutions nazies. Ils avaient vécu là jusqu'à la fin de la guerre, devant prétendre ne pas être Juifs… n'être ni Mois ni Into, mais Kostas et Vasilis.

À la fin de l'occupation allemande, ils étaient retournés à Thessalonique, où ils avaient découvert que tous leurs biens avaient été dérobés ou vendus. Sans rien à leur nom, ils étaient repartis de zéro, s'associant dans un commerce d'alcool prospère qu'ils dirigèrent ensemble jusqu'à leur retraite.

L'histoire de ma mère est aussi celle d'une femme qui avait dû se cacher dans son propre pays, échappant de justesse aux horreurs d'Auschwitz, et dont les liens familiaux l'avaient soutenue moralement et lui avaient pour ainsi dire sauvé la vie.

Comme la famille de mon père, celle de ma mère avait été relogée dans une maison du ghetto. Ma mère était la benjamine d'une fratrie de sept enfants. Sa sœur aînée s'était convertie au christianisme pour pouvoir épouser un chrétien dont elle était tombée amoureuse avant la guerre, et ils vivaient tous deux dans une autre ville, où personne ne savait qu'elle avait été juive. À cette époque, les mariages mixtes n'étaient pas acceptés par la société, et, pour cette raison, mon grand-père ne voulait plus parler à sa fille aînée.

Mais lorsqu'il est devenu évident que la famille allait partir en Pologne, où les nazis leur avaient promis une nouvelle vie dans une colonie juive, mon grand-père avait demandé à sa fille aînée de venir le voir. Lors de leur dernière rencontre, il l'avait priée d'emmener sa plus jeune sœur – ma mère – avec elle.

Là-bas, ma mère serait en sécurité, car personne ne savait qu'elle et sa sœur étaient d'origine juive. Le reste de la famille avait fini par être mis dans un train pour Auschwitz-Birkenau.

Vers la fin de la guerre, le beau-frère de ma mère avait été de nouveau muté à Thessalonique. Là-bas, tout le monde connaissant ma mère, elle avait dû rester cachée en permanence dans la maison, de peur d'être reconnue et livrée aux Allemands. Mais, n'étant encore qu'une adolescente, il lui arrivait de temps à autre de s'aventurer dehors. Malheureusement, au cours d'une de ses déambulations, elle s'était fait repérer et arrêter.

On l'avait envoyée dans une prison de la ville. Ce n'était pas une bonne nouvelle. Tout le monde savait que, chaque jour, vers midi, on embarquait quelques prisonniers dans un camion pour les emmener en un lieu où, à l'aube, ils étaient exécutés. Apprenant cela, son beau-frère, mon cher oncle chrétien Kostas Dimadis, avait demandé à voir Max Merten, un criminel de guerre avéré à la tête des forces d'occupation nazies dans la ville.

Il lui avait payé un pot-de-vin en échange de sa promesse que ma mère ne serait pas exécutée. Ma tante, cependant, ne faisait pas confiance aux Allemands. Elle se rendait donc à la prison tous les jours à midi pour observer le chargement du camion qui emmenait les prisonniers sur le lieu d'exécution. Et, un jour, ce qu'elle redoutait était arrivé : on mettait ma mère dans le camion.

Elle avait couru chez elle pour tout raconter à son mari, qui avait aussitôt contacté Merten. Il lui avait rappelé leur accord et tenté de lui faire honte pour n'avoir pas tenu parole. Merten lui avait répondu qu'il allait s'en occuper et avait raccroché brusquement.

Cette nuit-là avait été la plus longue de la vie de mon oncle et de ma tante, car ils savaient que, le lendemain matin, ma mère serait probablement exécutée.

Le lendemain, à l'autre bout de la ville, ma mère s'était retrouvée alignée contre un mur avec d'autres prisonniers. Quelques instants avant l'exécution, un soldat était arrivé à moto BMW et avait remis des documents au responsable du peloton d'exécution.

Ils avaient retiré ma mère et une autre femme du groupe des condamnés. En s'éloignant, ma mère avait entendu la mitrailleuse massacrer ceux qui étaient restés. Ce bruit devait la marquer jusqu'à la fin de ses jours.

Deux ou trois jours plus tard, elle avait été libérée de prison. Et, quelques semaines après, les Allemands quittaient la Grèce.

Huit ans plus tard, mes parents avaient été présentés l'un à l'autre par leurs familles respectives dans le cadre d'une rencontre arrangée, comme il était de coutume à l'époque. Comme ils s'appréciaient mutuellement, ils avaient accepté de se marier. Ils avaient eu deux enfants : ma sœur Seli et moi.

Mon père avait deux rêves, pour moi. Il espérait que je devienne un scientifique et que j'épouse une gentille fille. Je suis heureux qu'il ait pu vivre assez longtemps pour voir les deux se réaliser. Malheureusement, il est mort avant la naissance de nos enfants, mais ma mère a vécu assez longtemps pour les connaître, ce qui est la plus grande des bénédictions. J'aurais aimé qu'ils soient avec moi, ce soir-là, pour partager la nouvelle que le monde entier apprendrait le lendemain matin, et pour qu'ils sachent que rien n'aurait été possible sans leur courage.

Le lendemain, le 9 novembre 2020, nous avons publié le communiqué de presse, et Mikael et moi nous sommes mis à la disposition des médias. Avant de répondre à la moindre interview, je contactai Moncef Slaoui, responsable de l'OWS, pour le prévenir. Il était six heures du matin, mais il avait laissé échapper lors d'une de nos précédentes conversations qu'il se levait toujours avant cinq heures. La veille, j'avais envisagé de l'appeler, au même titre que Peter Marks et Tony Fauci, pour lui annoncer la nouvelle, mais j'avais craint qu'il ne divulgue l'information. Enfin, ce que je redoutais surtout, c'est qu'il ait l'obligation d'en informer la Maison-Blanche, et que la nouvelle finisse par fuiter. Moncef se montra très enthousiaste. Je décelai de l'excitation et de la joie dans sa voix.

Ce matin-là, Sally et Yolanda me rejoignirent chez moi avant le lever du soleil. Yolanda estimait qu'il était important qu'un membre de mon équipe m'accompagne le jour où nous allions annoncer cette nouvelle incroyable au reste du monde. Sally et Yolanda vivant toutes deux à New York, elles arrivèrent ensemble chez moi. Elles s'étaient retrouvées à 5 h 30 pour prendre la route jusqu'à Westchester et me racontèrent plus tard l'émotion et l'immense fierté qu'elles avaient éprouvées durant leur trajet. En regardant le soleil se lever à l'horizon, leur nervosité était à son comble. L'épidémie de COVID-19 faisait rage, et nous étions sur le point de donner à la population mondiale une première lueur d'espoir.

La bonne nouvelle se répandit comme une traînée de poudre. Elle devint aussitôt le principal sujet de conversation, et, dans de nombreux cas, l'unique sujet traité par les chaînes d'information du monde entier. La couverture médiatique fut exceptionnelle. Après des mois de ténèbres, le public pouvait savourer pour la première fois une nouvelle très positive à même de susciter l'espoir. On voyait enfin le bout du tunnel. Je passai la journée à donner des interviews et à m'entretenir au téléphone avec de nombreux chefs d'État qui m'appelaient pour féliciter Pfizer. Je fis une pause en fin d'après-midi seulement, pour assister à l'habituelle réunion du projet Lightspeed, comme chaque lundi et jeudi depuis plusieurs mois. On consacra le début de cette réunion aux réjouissances, mais on se remit rapidement au travail. On se concentra sur ce qui allait être nécessaire pour déposer au plus vite notre dossier auprès de la FDA et d'autres agences de régulation. On veilla également à ce que les premiers lots de vaccins qu'on se risquait à produire soient prêts à temps afin qu'on puisse commencer à expédier des doses quelques heures seulement après l'autorisation attendue.

Les jours qui suivirent, la nouvelle continuait à monopoliser la une des médias. Les chefs d'État continuaient à m'appeler pour nous féliciter, Pfizer et moi. L'un des premiers d'entre eux fut Benyamin Netanyahou, qui m'appela le 11 novembre. Je reçus un grand nombre d'appels de la part de membres du Congrès américain, dont Nancy Pelosi, présidente de la Chambre des représentants ; Mitch McConnell, chef de la majorité au Sénat ; Chuck Schumer, chef de l'opposition au Sénat ; et Kevin McCarthy, chef de l'opposition à la Chambre des représentants. Entre-temps, j'appris que le président Trump nous en voulait énormément, à Pfizer et à moi, car les résultats étaient arrivés après l'élection du 3 novembre. Il était persuadé que cela avait été fait exprès pour lui nuire et que, si nous l'avions voulu, nous aurions pu les avoir avant l'élection. D'après mes sources, le ministre de la Santé Azar était du même avis et faisait partie de ceux qui alimentaient la colère du Président. Quelques jours plus tard, je reçus un appel du vice-président Mike Pence. Conscient de l'ambiance qui régnait à la Maison-Blanche, je craignais qu'il m'appelle pour se plaindre. Mais ce ne fut pas le cas. Dans une démonstration de grande classe, il m'appelait pour me féliciter et me remercier de ce que nous avions fait « pour le pays et le reste du monde », pour le citer. Il n'évoqua aucun autre sujet. Il m'impressionna énormément. Le président Trump ne se donna jamais la peine de m'appeler, ni pour remercier Pfizer ni pour se plaindre.

Ironie du sort, la même semaine, de manière aussi inévitable que malheureuse, les projecteurs se braquèrent également sur ma vie privée. L'ordre donné beaucoup plus tôt à ma banque de vendre un certain nombre de mes actions Pfizer lorsqu'elles atteindraient un certain prix fut déclenché lorsque le cours de nos actions atteignit, si brièvement cela soit-il, le seuil que j'avais préalablement fixé. Peu de gens le savent, mais les chefs d'entreprise ne peuvent pas vendre facilement les actions de la société qu'ils dirigent. Au courant d'un grand nombre d'informations importantes, ils peuvent se voir soupçonnés de vouloir vendre en se fondant sur des informations privilégiées inaccessibles au grand public. Pour cette raison, les avocats recommandent généralement de suivre ce qu'on appelle le plan 10b5-1. Ce plan exige que l'on détermine à l'avance le nombre d'actions que l'on souhaite vendre à l'avenir, et le prix plancher à atteindre pour déclencher cette vente. Chez Pfizer, nous prenons la précaution supplémentaire d'exiger que la vente ne puisse être déclenchée que deux mois au moins après la mise en place du plan. Cela crée un délai minimum de deux mois entre le moment où l'on fixe le prix plancher et celui où l'on peut vendre ses actions, et contribue à garantir le respect des règles boursières qui interdisent toute transaction lorsqu'on est en possession d'informations importantes non publiques. J'avais mis en place ce plan en février 2020, avant que l'on sache que la COVID-19 allait devenir une pandémie, et avant que Pfizer ne décide de travailler sur un vaccin. J'avais choisi Fidelity comme administrateur du plan, et avais prédéterminé un prix plancher à 41 dollars. En août 2020, avant son expiration, j'avais renouvelé mon plan pour une année supplémentaire avec le même nombre d'actions, et le même prix plancher. Au cours de la journée du 9 novembre, après l'annonce des résultats de notre étude de Phase III, l'action ayant franchi le prix que j'avais fixé, Fidelity réalisa la vente de manière automatique. Je n'appris la réalité de cette vente que le lendemain, quand Fidelity m'informa de la transaction. Quand cette information devint publique, les mêmes émissions télé et les mêmes journaux qui m'avaient encensé deux jours auparavant se mirent à exprimer leurs doutes, comme si ma vente avait été motivée par une chose que je savais devoir se produire le 9 novembre. N'étant pas habitué à ce genre d'attention, j'étais anéanti. Pour la première fois de ma vie, j'eus un aperçu de ce à quoi pouvait ressembler la vie d'une personne publique et de la rapidité avec laquelle les choses pouvaient changer, même si, deux jours auparavant, vous aviez « sauvé le monde ».

Les jours suivants, une armée de scientifiques compila les données et prépara le dossier nécessaire à une demande d'homologation par les agences de régulation (une autorisation d'utilisation d'urgence, dans le cas de la FDA). On m'informait deux fois par jour de l'état d'avancement de notre demande. Le volume de données requises est si important qu'un dossier compte généralement plusieurs milliers de pages. Au cours des décennies passées, lorsque les entreprises pharmaceutiques mettaient au point un vaccin, elles envoyaient l'analyse des données de leurs essais cliniques à la FDA sur papier, soit par la poste soit par coursier. Plus tard, elles transmettaient un disque dur sur lequel leurs données étaient enregistrées et, plus récemment encore, elles les téléversaient sur un site en ligne. Cette fois, l'opération Warp Speed fit appel au *Secret Service* américain. On nous avoua qu'il était trop risqué de passer par le site habituel. On nous remit un disque dur crypté et on nous expliqua que le *Secret Service* viendrait le récupérer dans nos locaux non loin de Philadelphie.

On nous avisa que le mot de passe lors de l'échange serait Yellowstone. Nos employés travaillèrent jusqu'au dernier moment pour sauvegarder les données sur le disque dur. Le jour de l'échange, le vendredi 20 novembre, comme dans une scène de James Bond, deux gros *SUV* noirs identiques s'immobilisèrent devant notre bâtiment de Collegeville, en Pennsylvanie. Les agents furent conduits dans la pièce où étaient stockés les disques durs, et récupérèrent le bon. Les deux parties signèrent les documents relatifs à l'échange, et les agents du *Secret Service* demandèrent à tout le monde de quitter la pièce. L'un d'eux rangea le disque dur dans son sac, tandis que l'autre mettait un disque dur vierge dans un sac identique. Quand ils quittèrent les lieux, personne ne savait lequel portait le véritable disque, celui qui contenait les données. Puis les deux hommes montèrent chacun dans un véhicule et reprirent la route. Une fois leur mission accomplie, les membres de l'équipe de Pennsylvanie ouvrirent une bouteille de champagne pour fêter l'événement. La semaine avait été longue.

On transmit les mêmes données à différentes autorités de régulation dans le monde. Le 2 décembre 2020, le Royaume-Uni autorisa le vaccin. C'était la première homologation au monde d'un vaccin ARNm contre la COVID-19. La FDA délivra l'autorisation d'utilisation d'urgence pour les États-Unis neuf jours plus tard, le 11 décembre 2020. Ce fut au tour d'Israël quelques jours plus tard. L'Union européenne quant à elle donna son autorisation le 21 décembre. Enfin, l'OMS valida notre dossier le 31 décembre 2020. Chaque fois, le vaccin Pfizer/BioNTech était le premier approuvé par ces institutions. Les semaines et mois qui suivirent, notre vaccin contre la COVID-19 fut homologué et distribué dans plus de cent pays.

– 7 –

La production, le second miracle

« *Toujours exceller.* »

Homère, 750-701 av. J.-C.

Mettre au point un vaccin en un temps record relevait du miracle. Notre capacité à le produire et à le distribuer rapidement à une telle échelle fut un second miracle. La conception et la production sont le yin et le yang, les deux faces d'une même pièce. Pour transformer la formule d'une équation en laboratoire en milliards de doses susceptibles d'être transportées en toute sécurité dans des millions d'endroits aux quatre coins de la planète où, en première ligne, du personnel formé pourrait injecter le vaccin salvateur dans le bras de patients impatients, il fallait un second *moonshot*. En fait, il fallait une succession de petits *moonshots* stratégiques : une chaîne d'approvisionnement dynamique, une fabrication de grande précision, et une logistique sans précédent, aussi bien sur terre que dans les airs et en mer. Sans une expertise de pointe à chaque étape du processus, l'entreprise entière aurait pu échouer.

Dans ces *moonshots* complexes, les ingrédients secrets étaient l'innovation et la volonté indéfectible de nos employés.

Chez Pfizer, la production est chapeautée par Mike McDermott. Mike avait travaillé en parallèle avec l'équipe de R&D, mais, après l'obtention des résultats, en novembre 2020, le relais fut transmis à son équipe, chargée de fabriquer suffisamment de doses pour le monde entier. Chez nous, 26 000 personnes travaillent à la production sur 42 sites, dans différents pays.

Notre filiale Pfizer Global Supply, qui exploite des sites en Chine, se retrouva engluée dans la crise COVID-19 dès le mois de janvier 2020, avant même que le virus se propage et cause une pandémie mondiale. Mike et son équipe durent travailler rapidement pour vérifier qu'ils pouvaient continuer à fabriquer des médicaments dans ce pays. La grande épidémie suivante se déclara en Italie, où nous avions également des unités de production. Lorsque la COVID-19 fut signalée pour la première fois aux États-Unis, fin janvier 2020, nous avions beaucoup appris sur notre priorité absolue, à savoir la sécurité de nos collaborateurs sur nos sites de production et tout au long de notre chaîne logistique. Les professionnels qui s'y trouvaient travaillaient sans relâche afin que la livraison internationale de médicaments puisse continuer à profiter aux patients. En un rien de temps, nous avons mis en œuvre un plan de préparation complet sans précédent pour maîtriser les opérations sur place. Ces mesures comprenaient : la réduction des effectifs de nos sites aux seules personnes indispensables à la fabrication de médicaments ; la mise en place d'une distanciation physique et de procédures de nettoyage renforcées ; et l'utilisation accrue du Digital Operations Center, la plate-forme numérique conçue par Pfizer pour nos opérations logistiques. Nous nous sommes également servis de Visual Management, un outil de communication qui donne un aperçu des opérations de fabrication et des capacités de suivi permettant à nos collaborateurs sur place – que ce soit physiquement ou virtuellement – de rester connectés et de travailler ensemble tout en respectant une certaine distanciation physique.

En prenant toutes les précautions nécessaires pour rendre nos sites sûrs et sécurisés, nous avons pu soutenir le plan de collaboration industrielle que j'avais exposé en mars 2020, en mettant nos capacités de production à la disposition d'autres entreprises biopharmaceutiques. Gilead Sciences, par exemple, se servit de nos installations pour répondre à la demande croissante de l'antiviral Remdesivir. L'équipe de Mike faisait tout cela sans cesser de produire des médicaments essentiels, afin d'alléger la pression croissante sur les hôpitaux, où les patients sous respirateur avaient besoin de nos sédatifs, de nos produits contre la tension musculaire et de nos antidouleurs.

Mais la pression sur la fabrication ne faisait que commencer. Au début, quand l'équipe apprit que nous comptions produire un vaccin contre la COVID-19, elle se montra très enthousiaste. Elle s'imaginait qu'il faudrait au moins un an à la R&D pour mettre au point la bonne formulation, et qu'elle disposerait d'encore un an ensuite pour remplir et mettre en boîte les flacons. Mais ce n'était pas le calendrier que j'avais en tête.

Je demandai à nos équipes de mettre leurs meilleurs éléments sur le projet, de travailler en parallèle et de ne pas se soucier des coûts. En temps normal, nous aurions d'abord travaillé sur la R&D, puis sur la fabrication. Nous aurions d'abord mené nos études, et, uniquement si ces dernières s'étaient révélées concluantes, nous aurions fait les investissements nécessaires à la production. Avec la COVID-19, nous ne pouvions pas nous permettre ce luxe. Nous avons travaillé en parallèle, ce qui a entraîné des dépenses beaucoup plus importantes. Mais nous n'avions aucune intention de rogner sur les coûts. La sécurité et l'efficacité étaient primordiales. Je demandai à chaque équipe d'établir un budget correspondant à ses besoins. Nous avons prévu 500 millions de dollars uniquement pour commencer. Ces projections s'élevèrent rapidement à 850 millions. Quand ils me présentèrent ce chiffre, je répondis non seulement qu'ils pourraient compter sur cette somme, mais leur demandai également ce qu'il leur faudrait pour aller encore plus vite.

Pour resituer le contexte, à l'époque, c'est-à-dire avant la COVID-19, la production totale de vaccins chez Pfizer s'élevait à 200 millions de doses par an en comptant le Prevnar, un vaccin antipneumococcique destiné aux nourrissons, aux enfants et aux adultes. Avant la pandémie, le Prevnar représentait notre plus gros volume de vaccins, et il nous avait fallu dix ans pour atteindre ce niveau de production. J'étais conscient que nous devions doubler notre capacité de fabrication totale en neuf mois. Qui plus est sur une plate-forme ARNm qui n'avait jamais été exploitée par le passé, à quelque échelle que ce soit.

En outre, la production ignorait quel candidat elle devrait finalement fabriquer. Il lui avait fallu établir des plans pour quatre formulations différentes, avec quatre approches de fabrication différentes. En temps normal, elle n'aurait travaillé que sur une seule structure. Avant de finalement opter pour la formulation b2, nous avions réduit à deux le nombre de candidats. Ce qui nous permit de travailler à la vitesse de la lumière sur le vaccin b1 le matin, avant de nous pencher sur le b2 l'après-midi. John Ludwig, un pharmacien de Chesterfield, dans le Missouri, à la tête de nos services pharmaceutiques, tenta de rassurer son équipe en lui expliquant que si les plans ne changeaient pas tous les jours, c'était que nous ne faisions probablement pas tout notre possible pour mettre fin à la pandémie.

Les délais toujours plus courts et les priorités changeantes créèrent de la frustration, de la fatigue et de la tension. Les travailleurs « indispensables » sur site aussi bien que les travailleurs à distance en firent les frais. Ceux qui œuvraient en présentiel couraient le risque de contracter la COVID-19 chaque fois qu'ils quittaient leur domicile. Je fus très impressionné qu'ils acceptent de le faire quotidiennement afin de créer de l'espoir pour nos patients.

À Pearl River, dans l'État de New York, par exemple, où nous avions des laboratoires de recherche, le virus était très présent. Ainsi, ceux qui travaillaient sur le vaccin se rendaient chaque jour au labo, côtoyant une population très exposée. Au cœur de la pandémie, plus de 350 personnes continuaient à travailler sur le site de Pearl River. Elles prenaient toutes les précautions nécessaires – masque, lavage de mains, distanciation physique, équipements de protection… –, mais travaillaient de longues heures, même le week-end. Dans des conditions aussi difficiles, c'était un véritable défi. Au cours de la pandémie, 3 400 collaborateurs du monde entier furent infectés. Des dizaines hospitalisés. À la date du 27 juillet 2021, 23 employés et quatre sous-traitants avaient perdu la vie. Dès que j'apprenais que des familles étaient en deuil ou en détresse, je les appelais en personne, ou leur envoyais un e-mail.

Des millions d'individus mouraient un peu partout dans le monde. Nous avons évalué les capacités et les compétences de l'ensemble de nos usines et installations. Nous avons étudié chacun des sites pour chercher à en optimiser la sécurité et la rapidité. Nous avions des sites de production et de distribution dans tous les États-Unis, mais nous en avons choisi trois sur lesquels nous avons tout misé. Le premier était à Saint-Louis, dans le Missouri.

C'est sur le site de Chesterfield/Saint-Louis que nous produisions l'ADN plasmidique de l'antigène du vaccin. Cet ADN sert de matrice à la fabrication de la séquence d'ARNm contenue dans le vaccin. Cet ADN matrice est produit durant un processus de culture cellulaire avant d'être purifié au cours d'une succession d'étapes de chromatographie et de filtration. L'ADN matrice purifié est ensuite linéarisé en vue de la fabrication de la substance active à ARNm dans notre usine d'Andover, dans le Massachusetts.

Grâce à un processus enzymatique, l'usine d'Andover permet d'opérer l'incubation de l'ADN matrice linéarisé avec des blocs de construction d'ARNm dans un réacteur afin de fabriquer la substance active à ARNm. Celle-ci est ensuite purifiée pour vérifier qu'elle répond à des critères de qualité élevée, puis expédiée, en vue de sa formulation et de son traitement ultérieurs, vers deux sites de fabrication distincts. Le premier se trouve à Kalamazoo, dans le Michigan, la ville natale de William Upjohn, fondateur de la société Upjohn. C'est notre plus grande usine de fabrication de produits injectables stériles aux États-Unis. Le second est en Europe, à Puurs, en Belgique, une petite municipalité non loin d'Anvers réputée pour ses asperges blanches et sa délicieuse bière. C'est notre plus grande usine de fabrication de produits injectables stériles en Europe. J'avais demandé à notre équipe de veiller à ce qu'au moins deux sites de fabrication réalisent chacune des étapes du processus de fabrication. Grâce à cette façon de travailler avec des doublons, si quelque chose se passait mal dans un de nos établissements, nous pourrions toujours compter sur l'autre pour poursuivre la production. Je souhaitais également m'assurer que nous disposions de lignes de production distinctes au cas où l'une d'elles serait soumise à des restrictions à l'export, une précaution qui se révéla par la suite très utile.

Dans ces deux sites de fabrication, la substance active à ARNm est combinée à d'autres matières premières lors d'une succession d'étapes, dont le mélange par jet d'impaction et le mélange spécialisé, pour obtenir la très importante nanoparticule lipidique, avant une filtration stérile. Le vaccin est alors transféré vers une chaîne de remplissage aseptisée où il est versé dans un flacon stérilisé et bouché. Il est ensuite soumis à inspection avant d'être envoyé vers les lignes de conditionnement pour être étiqueté et emballé. Les boîtes sont alors dirigées vers des congélateurs de stockage en attendant d'être placées dans des conteneurs d'expédition remplis de glace carbonique.

La montée du nationalisme menaça cependant nos objectifs. Certains pays, dans le but de protéger des intérêts locaux, refusaient d'exporter les ingrédients et les substances dont nous avions besoin pour le vaccin. Nous avons par conséquent eu besoin d'une chaîne d'approvisionnement redoublée, au cas où un pays ou un groupe de pays refuserait de nous fournir. C'était un puzzle en trois dimensions. Entre autres, il nous fallait des flacons de verre et des bouchons pour les fermer. Heureusement, non seulement nous étions l'un des plus gros acheteurs de ces articles, mais nous entretenions également d'excellentes relations avec nos fournisseurs.

Les lipides se révélèrent l'élément clé de notre vaccin contre la COVID-19. Rappelez-vous que notre vaccin fait appel à des nanoparticules lipidiques pour transporter l'ARNm afin qu'il puisse ordonner aux cellules de fabriquer la protéine S du SARS-CoV-2. Les lipides, synthétisés de manière chimique, devinrent notre plus gros obstacle. C'était un nouvel ingrédient qui n'était pas utilisé à grande échelle dans les autres vaccins.

Pour couronner le tout, quatre lipides différents sont nécessaires. Deux sont brevetés, et les deux autres des produits de base. Et donc, où allions-nous acheter de grands volumes de lipides ? Les fournisseurs n'étaient guère nombreux. Pour les produits de base, les entreprises de l'industrie chimique de niche devinrent nos principaux partenaires. L'expression « travailler ensemble » ne rend pas suffisamment justice à l'étroite collaboration que nous avons établie avec l'ensemble de l'écosystème biopharmaceutique. Mais cela ne suffisait pas. Il fallut que nous nous lancions nous-mêmes dans la production. Nous avons donc commencé à produire nos propres lipides pour accroître leur disponibilité et garantir la continuité du processus de fabrication. D'abord à Groton, dans le Connecticut, puis dans d'autres centres. Nous n'avons pas l'habitude de produire nos matières premières, mais cette fois, la situation était inédite.

Il y a une différence entre fabriquer une nanoparticule lipidique à ARNm en laboratoire à des fins de recherche et en produire à une échelle industrielle et commerciale. Durant la phase de recherche, nous avons conçu et mis au point une solution technique composée d'un ensemble de pompes à haute pression, l'une pour les matières aqueuses et l'autre pour les flux organiques, ainsi qu'un appareil de la taille d'une souris d'ordinateur que nous appelions un T-mixer. Les formules aqueuses et organiques sont pompées dans le T-mixer, et la géométrie interne de ce dernier permet à l'ensemble de se combiner pour former une nanoparticule lipidique. Le processus complet est contrôlé par une intelligence artificielle grâce à un algorithme très sophistiqué spécialement codé pour l'occasion. La nanoparticule lipidique est ensuite purifiée avant d'être intégrée au produit fini que vous voyez dans les flacons de verre.

Alors que nous envisagions de produire des volumes de vaccins de plus en plus importants, nous étions préoccupés par la capacité de nos fournisseurs, déjà surchargés, à nous approvisionner. La meilleure solution était à nos yeux de créer notre propre capacité. Cela signifiait qu'il nous fallait reproduire le travail des pompes et des T-mixers des dizaines et des dizaines de fois au sein de *skids* de nanoparticules lipidiques. L'industrie de la tech a vu pousser des *datacenters* de la taille d'un entrepôt avec des centaines et des centaines de baies d'ordinateurs en réseau. Ensemble, ces ordinateurs permettent le *cloud computing*. Nous étions dans le même état d'esprit avec nos *skids* de nanoparticules lipidiques. Assemblés, ils nous permettaient de produire d'importantes quantités de doses de vaccin. Nous nous sommes concentrés sur les « bonnes pratiques de fabrication » en mettant au point les outils et les logiciels dont nous avions besoin. Grâce à ces nouvelles capacités de production, Pfizer et BioNTech purent expédier des centaines de millions de doses à plus de cent pays dans le monde.

Après avoir visité notre site de Kalamazoo, Moncef Slaoui, de l'opération Warp Speed, déclara au *Washington Post* qu'il était impressionné par l'engagement de Pfizer. Il était évident, poursuivit-il, que la société envisageait de profiter de sa dimension internationale, de ses vastes réserves de liquidités et de ses nuées d'ingénieurs pour mettre en place une stratégie de « bulldozer et de force brute » pour produire des milliards de nanoparticules transportant de l'ARNm.

Mike McDermott et son équipe participaient pleinement à nos réunions Lightspeed bihebdomadaires. Avec le temps, il se fit le chantre de notre culture redynamisée qui consistait à voir grand et à faire preuve d'audace. Mais il y a une différence entre être disposé à voir grand et concrétiser ce principe. Comme je l'avais fait avec d'autres, j'explorai avec notre équipe de production les limites du possible. Ce fut parfois la croix et la bannière. Il nous arrivait de nous chagriner mutuellement, mais les choses avançaient de manière impressionnante. Au début de la crise, nous avions fixé notre objectif annuel à 200 millions de doses. Ce chiffre passa rapidement à 500 millions. Puis je demandai : « Pourquoi pas un milliard ? » Une fois cet objectif atteint, pourquoi pas davantage ? Mike me répondit que ce que nous faisions tenait déjà du miracle : « Vous n'êtes jamais satisfait, me reprocha-t-il. Ce que vous demandez est impossible. »

Ces deux affirmations étaient exactes. Ils avaient déjà fait plus que ce dont j'aurais pu rêver au début de cette aventure. Et je n'étais jamais satisfait. J'en voulais toujours plus. Mais j'avais conscience d'avoir monté une *dream team*. Ces hommes et ces femmes étaient formidables, et je savais que nous pouvions le faire. En fait, j'étais convaincu que nous étions les seuls à pouvoir le faire.

Nous continuions à progresser, mais avec beaucoup de hauts et de bas. Et je maintenais la pression. Je suis très doué pour retenir les chiffres. Quand on me présentait une projection une semaine et la révisait à la baisse sans la moindre explication la semaine suivante ou le mois suivant, j'étais vert de rage.

« Les échéances sur le planning de la diapositive numéro sept ne correspondent pas aux dates de la diapositive du résumé pour la direction. Sur la diapositive numéro 11, vos chiffres sont inférieurs à ceux que vous m'avez montrés la dernière fois. Vous auriez dû mettre ces changements en évidence plutôt que de les reléguer sur une diapositive perdue au milieu de la présentation. S'il vous plaît, ne me refaites plus ça. Vous savez à quel point je retiens les chiffres. »

Yolanda finit par contacter les membres de l'équipe Pfizer Global Supply et leur conseilla de m'appeler avant les réunions si un chiffre était modifié. « Ne serait-il pas préférable de partager des informations difficiles en privé plutôt que devant toute l'équipe ? »

leur demanda-t-elle. Ils reconnurent qu'elle avait raison.

À cette époque, je vis Mike devenir l'un des meilleurs dirigeants que je connaisse. Dès qu'il avait adopté l'état d'esprit « voir grand », il s'était senti libéré. Il se fixait des objectifs audacieux et se chargeait de trouver des solutions à tout ce qui l'empêchait de les atteindre. Je me souviens très bien du jour où, lors d'une réunion, il exposa comment il comptait porter la production à trois milliards de doses pour 2021. Problème, pour augmenter considérablement nos capacités de production, il nous fallait beaucoup de ces nouvelles machines, et nous ne disposions pas d'assez de place sur nos sites de fabrication : « Je vais devoir bâtir de nouveaux sites, annonça Mike, et, comme vous le savez, la construction de bâtiments peut prendre des années. »

Avant que j'aie eu le temps de lui demander quelle solution il envisageait pour ce problème, il ajouta : « Mais nous avons une solution. » Il nous montra ensuite une diapositive sur laquelle on pouvait voir une chaîne de montage de voitures qui fonctionnait sous une sorte de tente. La photo provenait d'un site de production de Tesla. « Quand Elon Musk a publiquement annoncé qu'il comptait construire une usine de fabrication de voitures en un an, poursuivit-il, personne ne l'a cru. Mais il a trouvé le moyen d'installer ses machines sous une construction très légère. » Cette proposition m'impressionna vraiment.

« Naturellement, précisa Mike, nos produits sont aseptisés, et nous ne pouvons pas accueillir nos nouvelles installations sous une tente. Mais c'est le concept qui compte, ici. Nous pouvons très bien commander des modules préfabriqués et les installer sur notre site de production de Kalamazoo en quelques mois, et non en quelques années. Je connais un fabricant, au Texas. On pourrait lui remettre notre cahier des charges, les faire fabriquer là-bas et les transporter jusque dans le Michigan dans de gros camions. Il faudrait les transporter de nuit, et nous aurions besoin de la coopération des forces de l'ordre de plusieurs États, mais c'est faisable. Ça nous prendrait quelques mois au lieu de plusieurs années », expliqua-t-il.

Il continua à nous donner des détails techniques sur la fabrication, le transport et l'assemblage de ces préfabriqués. En l'écoutant parler, je me sentis vraiment fier de lui. Cette version libérée de Mike était le dirigeant que Frank et moi avions perçu lorsque nous l'avions nommé à la tête de notre groupe de production.

Début 2021, nous nous sommes engagés publiquement à fabriquer 2,5 milliards de doses avant la fin de l'année. L'équipe de production se surprit elle-même et fut très fière de son succès. Si j'avais appris quelque chose durant les vingt-huit années passées chez Pfizer, c'était bien que les cadres ont tendance à sous-estimer leurs capacités, et que, dans une entreprise comme la nôtre, leurs subalternes se sous-estiment encore plus. Il faut se dépasser. Chacun est capable de davantage que ce qu'il croit, de se surpasser, d'aller au-delà de ce qu'il estime possible.

À la fin du processus de fabrication du vaccin, nous disposions d'un produit aussi fragile qu'un flocon de neige. Il nous fallait à présent livrer ce flocon de neige avec le plus grand soin aux quatre coins de la planète, aussi bien par bateau que par camion et par avion.

Si la mise au point du produit au cours des premières phases m'empêcha de dormir la nuit, la distribution me tint éveillé à toute heure de la journée. Il nous fallait stocker et expédier notre vaccin à ARNm à une température ultrafroide : -70 °C. Sur la Lune, la nuit, cela n'aurait pas posé de problème. Sur Terre, c'était un sacré défi. Expédier un vaccin à grande échelle à cette température était une première. Les structures pour le faire n'existaient tout simplement pas. Imaginez que vous ayez une fusée – le vaccin – sans aucun endroit où se poser. Notre équipe chargée de la chaîne logistique trouva une solution brillante.

Sous la direction d'un homme, James Jean, qu'on ne tarda pas à surnommer L'Homme de Glace, nos ingénieurs mirent au point un conteneur isotherme capable de stocker et de transporter le vaccin partout dans le monde. Nous avions travaillé sur cette idée avant l'apparition de la COVID-19, mais, lorsque la pandémie se propagea, on sauta la phase de test, et on passa directement à la mise en œuvre du projet. Le conteneur, de la taille d'une petite malle, pesait environ 35 kg. On pouvait y faire loger entre un et cinq plateaux de flacons de vaccin. Chaque plateau contenait 195 flacons, à raison de six doses par flacon. Ainsi, avec un seul conteneur, on pouvait transporter jusqu'à 5 850 doses.

Nous y avions intégré trois appareils capables de localiser le conteneur, et de détecter la température et la lumière. Le GPS nous informait en temps réel de sa position, et un thermomètre suivait les fluctuations de température. Le capteur de lumière nous avertissait en cas d'ouverture ou de fissure du conteneur, ce qui constituait une brèche de sécurité. Pour surveiller toutes ces données, imaginez un tableau de bord d'ordinateur avec une carte du monde.

À tout moment, nous comptions au moins 3 000 conteneurs dans les airs, sur l'eau, sur la route ou dans un établissement de santé. Notre équipe logistique pouvait cliquer sur n'importe quel conteneur pour avoir un aperçu de sa température, de sa localisation, des étapes qu'il avait franchies et des anomalies qu'il avait relevées. Par exemple, notre algorithme enregistrait si le conteneur avait atteint certains aéroports dans les délais prévus. Le camion transportant le conteneur pouvait avoir dévié de l'itinéraire prévu en raison de la météo ou d'un accident. Si quelqu'un l'ouvrait, nous le savions aussitôt. Nous pouvions également consulter les données relatives au conteneur voisin, ce qui nous permettait de déceler la moindre différence entre ceux d'un même véhicule. Nous avions conçu le conteneur pour qu'il reste indépendant de la société de transport qui l'achemine. FedEx, UPS, United Airlines recevaient les mêmes alertes et notifications que nous, mais nous ne dépendions jamais d'un seul transporteur. Par ailleurs, une équipe de sécurité opérationnelle mondiale nous prévenait des menaces potentielles ou réelles envers nos expéditions, qu'il s'agisse de conditions météorologiques difficiles ou de troubles politiques et sociaux. Au début, quand nous testions encore le système, nos spécialistes en logistique étaient joignables à tout moment pour résoudre la moindre difficulté. Lorsque nous découvrions un problème en cours de route, nous pouvions interrompre l'envoi et le remplacer par un autre, si nécessaire.

Le procédé était si intelligemment conçu que le taux de précision de nos expéditions était de 99,9 %. Ce système n'existait pas durant ce que nous appelons désormais l'ère préglaciaire. Aujourd'hui, les conteneurs peuvent même servir d'unités de stockage à très basse température dans des régions où cela n'avait jusqu'alors jamais été envisagé. Avant, les conteneurs de vaccins recueillaient des données, mais nous devions les télécharger après réception pour voir ce qui s'était passé. Désormais, nous les étudions en temps réel afin de pouvoir réagir, corriger les problèmes et effectuer nos livraisons dans les meilleures conditions possibles.

Cette innovation dans le domaine de la logistique nous sera de plus en plus utile, à mesure que nous explorerons de nouvelles technologies ARNm.

Les vaccins ont toujours été confrontés au problème du « dernier kilomètre ». Il est possible de les expédier à des milliers de kilomètres par avion, par train, par bateau ou par la route, mais ce dernier kilomètre jusqu'au centre d'une ville ou jusqu'à un village reculé – tout en préservant des températures négatives – nécessite de résoudre une multitude de problèmes. La découverte d'un traitement constitue un premier pas, mais il reste alors beaucoup de chemin à parcourir. C'est un défi qu'il a fallu relever pour tous les médicaments, et c'est pourquoi certaines entreprises et organisations humanitaires ont investi dans la réfrigération mobile.

Ce qui se passa ensuite, les jours qui précédèrent les premières livraisons de vaccins, restera à jamais gravé dans ma mémoire. Un public éprouvé par les confinements se révéla soudain fasciné par la logistique : l'expédition, le stockage, la distribution et l'utilisation. Tels des généraux de salon durant une guerre mondiale, les gens étudiaient les infographies complexes indiquant les « mouvements de troupes » publiées dans la presse nationale et locale. Aux États-Unis, des cartes avec des flèches, des diagrammes et des dates illustraient le parcours des vaccins depuis nos usines de fabrication et de distribution du Midwest jusqu'aux hôpitaux et aux cliniques de chaque État. De même, les Européens suivirent les expéditions depuis notre usine de Puurs, en Belgique. Certaines cartes commençaient à Pleasant Prairie, dans le Wisconsin, et d'autres à la ferme de congélation de notre établissement de Portage, dans le Michigan, à la sortie de Kalamazoo, d'où nous avons expédié les 2,9 millions de premières doses à destination de plus de 600 sites. Dans cette usine du Michigan, nous avions bâti une ferme de congélation plus grande qu'un terrain de football. Nous étions en mesure d'y stocker à tout moment plus de 100 millions de doses. En plus de la ferme de congélation de Puurs et de deux autres, notre capacité de stockage mondiale est de 400 millions de doses. Les employés de Pfizer racontèrent à l'époque qu'ils avaient du mal à sortir de chez eux sans que leurs voisins aillent aussitôt les remercier et les presser de questions.

Les premiers patients à recevoir le vaccin Pfizer contre la COVID-19 se trouvaient à l'hôpital universitaire des Midlands, au nord de Londres, en Angleterre. Après Margaret Keenan, le second sur la liste n'était autre qu'un certain William Shakespeare, un patient de 81 ans du service des personnes fragiles. Quoi de plus normal que l'homonyme d'un des plus grands dramaturges du monde fasse partie des premiers à recevoir une dose d'espoir ? Quelques heures plus tôt, nos manutentionnaires avaient attendu nerveusement de pouvoir charger les caisses dans les camions, le gouvernement britannique devant autoriser non seulement le vaccin, mais aussi chacun des lots. Les chauffeurs de camion ayant atteint leur limite horaire, on avait fait venir des remplaçants.

Cela faisait deux cent soixante-neuf jours que nous avions commencé à travailler sur le vaccin.

Le samedi 12 décembre 2020 au matin, le *New York Times* résuma parfaitement la situation : « *L'autorisation a entraîné la mise en place d'une coordination complexe de la part de Pfizer, des transporteurs privés, des responsables de santé aussi bien au niveau de l'État que des collectivités, de l'armée, des hôpitaux et des chaînes de pharmacies pour acheminer au plus vite le lot d'environ trois millions de doses de la première semaine aux professionnels de santé et aux résidents des maisons de retraite tout en conservant le vaccin à des températures ultrabasses.* » Dans les pages économie du *Times* : « *Objectif d'un sauvetage aérien : des milliards de doses.* »

Le dimanche 13 décembre au matin, des camions se présentèrent devant les quais de chargement de notre usine du Michigan et emportèrent leur cargaison de vaccins. En raison de la pandémie, il nous était impossible de nous retrouver tous ensemble dans une salle de réunion pour assister à ce moment historique. Les membres de notre équipe étaient tous dans leur salon ou en train de prendre leur petit déjeuner. Comme tout le monde, je suivis les événements à la télévision et grâce à nos propres canaux.

Il est très émouvant d'apprendre que son vaccin est sûr et efficace. Ce fut sans doute le plus beau jour de ma vie professionnelle. Toutefois, voir le vaccin entamer son périple jusqu'à votre professionnel de santé, jusqu'à votre bras, dans une clinique ou un hôpital n'importe où dans le monde, procure un profond sentiment d'achèvement. Voir ces camions s'éloigner me procura de la joie. Les coureurs de haies et de marathons éprouvent la même allégresse quand ils franchissent la ligne d'arrivée.

Cette semaine-là, à Seattle, où l'Amérique avait connu son premier décès probablement causé par la COVID-19, dix-neuf mois auparavant, les professionnels de santé étaient au bord de la rupture. Ils avaient travaillé sans relâche, certains ayant dû mettre leur spécialité entre parenthèses. Les lits étaient tous occupés ou presque. Dans le journal de Seattle, un article citait le Dr Fauci : « *La cavalerie arrive.* » Quelques jours plus tard, la photo déchirante d'un médecin en pleurs après avoir reçu le vaccin en fit la une.

Faire passer le vaccin du laboratoire aux bras de patients du monde entier en passant par l'usine de fabrication est une véritable course de relais. Nous transmettons le témoin aux hôpitaux, aux cliniques et aux pharmacies, qui se chargent d'administrer les doses. Prenons la chaîne américaine CVS, par exemple. En avril 2021, ses pharmacies avaient vacciné dix millions de patients sur 2 100 sites. La mise en place de sites de tests, au début de la pandémie, les avait bien préparées à la phase de vaccination. Elles avaient recruté des infirmiers et des techniciens pour garantir une capacité maximale. Et leur programme d'accompagnement aussi bien humain qu'informatisé avait permis à 94 % de leurs patients d'y retourner pour une deuxième dose le jour de leur rendez-vous. Pour aider les patients qui éprouvaient des difficultés à se rendre dans ses officines, CVS avait passé un accord avec la société de covoiturage Lyft. En période de pandémie, nous ne sommes protégés que si nos voisins le sont.

Très tôt confrontés au défi de la réduction des déchets, nous n'avons pas hésité à augmenter le nombre de doses par flacon.

En soumettant nos premières demandes aux organismes de régulation, nous savions que nous remplissions nos flacons avec un volume de vaccin suffisant pour que, après dilution, chacun d'eux contienne environ 2,25 ml. Pour chaque dose, nous avions besoin de 0,3 ml. Chaque flacon contenait donc un volume suffisant pour au moins six doses. Or, il est impossible d'employer chaque fois l'ensemble du volume. Après injection, une partie du produit demeure inutilisée, généralement dans l'espace compris entre l'aiguille et l'embout de la seringue, une sorte de « volume mort ». Différents types et marques de seringues sont disponibles dans le commerce, et chacune a un volume mort différent. En général, le problème peut être résolu en remplissant un peu plus les flacons afin de rester compatible avec toutes les seringues. Mais, dans le cas d'un vaccin contre la COVID-19 au beau milieu d'une pandémie, chaque goutte économisée peut signifier des vies supplémentaires sauvées. Pour être précis, chaque dose étant de 0,3 ml, ce qui restait au fond de chaque flacon avait le potentiel de sauver une vie supplémentaire. Nous ne pouvions pas nous offrir le luxe d'en gaspiller une seule.

Nous avions longuement abordé ce problème lors de nos réunions Lightspeed. Nous ne pouvions pas d'un côté travailler d'arrache-pied à l'accroissement de nos capacités de production, et de l'autre avoir un taux de gaspillage si élevé. Le premier à attirer mon attention sur ce point fut Uğur Şahin, de BioNTech. Ayant remarqué que nous remplissions beaucoup trop nos flacons, il m'annonça que, d'après ses calculs, nous gaspillions environ 40 % de notre produit. « Albert, il faut qu'on trouve une solution », me dit-il.

Après en avoir parlé à l'équipe, nous avons commencé à chercher à remédier à ce problème. Nous avons convenu d'un programme qui nous permettrait de tester de nombreuses combinaisons de seringues et d'aiguilles afin de déterminer le nombre de doses qu'il était possible d'extraire avec chacune d'elles. Mais, au moment de faire notre demande d'homologation, nous n'avions pas encore estimé le nombre maximal de doses par flacon, et c'est pourquoi nous n'en avons indiqué que cinq.

À la suite de nos demandes, notre vaccin se vit approuvé dans de nombreux pays du monde à raison de cinq doses par flacon, mais, entre-temps, nous avions continué à travailler pour démontrer qu'il était possible d'avoir un plus grand nombre de doses par flacon. Il nous semblait avoir testé toutes les combinaisons possibles de seringues et d'aiguilles disponibles dans le monde. En décembre 2020 et janvier 2021, nos directeurs à l'international appelèrent les fabricants locaux, ce qui nous permit de dresser une liste. Puis nous les avons toutes testées. Il nous fallait des combinaisons seringue-aiguille capables d'extraire et de distribuer six doses systématiquement. Nous avons découvert un très grand nombre de combinaisons qui satisfaisaient à cette exigence. En employant ces combinaisons à faible volume mort, il était possible de réduire le gaspillage et d'extraire avec certitude au moins 20 % de vaccin en plus de chaque flacon. Mais il nous fallut surmonter un obstacle encore plus important : il n'y avait tout simplement pas assez de combinaisons seringue-aiguille pour administrer l'ensemble des doses disponibles dans le monde. Il nous fallut donc également inventer cette chaîne logistique. Cela devint une de nos nouvelles activités parallèles. Nous avons commencé par former une nouvelle équipe. Dans un premier temps, nous avons eu besoin d'un milliard de seringues et d'aiguilles. Heureusement, nos fournisseurs étaient prêts à nous aider.

Nous avons partagé notre planning de fabrication avec un fabricant de matériel médical, qui a mis ses usines sur le pied de guerre et augmenté sa production. Dans certains cas, les fabricants souhaitaient une garantie financière que ce grand nombre de seringues et d'aiguilles serait effectivement acheté par des prestataires sur le terrain. On répondit à ces fabricants qu'ils pouvaient se lancer dans une production maximale sans avoir la moindre inquiétude : Pfizer achèterait l'ensemble des seringues et des aiguilles qu'ils ne parviendraient pas à vendre.

Cela fonctionna. Ils se lancèrent tous aussitôt dans une production effrénée et inondèrent progressivement le marché avec ce type de seringues et d'aiguilles. Il nous fallut ensuite obtenir l'autorisation de ce changement auprès des autorités de régulation du monde entier. Dès que les données en faveur des six doses furent disponibles, nous les leur avons soumises. Le 3 janvier 2021, la sixième dose fut tout d'abord approuvée par Israël, rapidement imité par les autres agences de régulation, dont certaines des plus réputées au monde, comme la FDA américaine, l'AEM, la Medicines and Healthcare products Regulatory Agency (MHRA) britannique, l'agence suisse et l'OMS. L'étape suivante consisterait à informer le personnel chargé d'administrer le vaccin qu'il pouvait passer de cinq à six doses par flacon pour que plus de monde puisse en profiter.

Au fil du temps, certains pays sont même passés à sept doses, faisant ainsi passer la moyenne générale à près de 6,6 doses par flacon.

Chez Pfizer, je savais que mes collègues seraient fiers de ce que nous avions accompli tous ensemble. Mais je n'avais pas vraiment conscience de l'ampleur de cette fierté. Les cinq filles de Mike McDermott lui firent un dessin coloré sur lequel on pouvait lire un « Merci », accompagné d'un *hashtag* pour sa division, #PGSProud, qui signifiait : fières de Pfizer Global Supply. Un groupe ouvrit une boutique en ligne qui proposait des tee-shirts Pfizer et d'autres articles ornés de notre logo et du slogan qui avait fini par illustrer notre engagement envers la science, « Science Will Win », c'est-à-dire : la science vaincra. Les employés furent si nombreux à acheter des articles pour leurs familles qu'ils saturèrent notre site Internet. Payal Sahni Becher, notre directrice des ressources humaines, m'annonça qu'elle ne serait pas étonnée si certains de nos employés se faisaient faire un tatouage « Pfizer ». Même si je dois reconnaître que l'idée m'effleura, à un moment, je ne serai finalement pas de ceux-là.

A posteriori, j'eus une petite frayeur, juste avant d'apprendre le taux d'efficacité du vaccin et d'en accélérer la fabrication. Début décembre, j'ai été en contact avec deux personnes qui furent par la suite déclarées positives à la COVID-19. Elles se rendirent aux urgences, mais en furent refoulées. On apprit leur infection dans l'après-midi du 11 décembre, le jour où nous attendions l'autorisation d'utilisation d'urgence de la FDA pour notre vaccin. L'ironie de la situation était particulièrement spectaculaire. J'appris que j'étais cas contact alors que je vivais une soirée historique. Mon équipe agit rapidement pour trouver le moyen de me faire tester. Trois jours plus tard, j'étais censé donner une interview en face-à-face avec *60 Minutes*, sur notre site de Pearl River, et il était hors de question que je mette qui que ce soit en péril.

Je discutai avec Yolanda et Payal des options possibles. Je pouvais aller voir mon médecin traitant, mais à 16 h 30, un vendredi après-midi, je savais qu'il n'était pas disponible. On évoqua également la possibilité que je me rende dans un centre de dépistage, mais cette idée ne plaisait pas du tout à mon équipe. À l'époque, dans ces centres sans rendez-vous, les files d'attente étaient interminables. Que moi, directeur général de Pfizer, puisse être filmé en train d'attendre d'être testé le soir où j'attendais des nouvelles de la FDA à propos de notre vaccin ne semblait une bonne chose à personne. Heureusement, on trouva une autre solution pour que je puisse me faire tester. Les résultats me parvinrent rapidement. Ils étaient négatifs. Je n'avais pas contracté la COVID-19.

À la mi-février 2021, j'eus l'occasion de fêter de manière historique le succès de la recherche, de la fabrication et des professionnels de santé en première ligne. Au milieu de l'hiver 2021, je reçus un appel téléphonique confidentiel de la Maison-Blanche me demandant si je pouvais faire visiter au président Biden, moins d'un mois après son investiture, notre site de production de Kalamazoo, situé dans la petite municipalité de Portage, dans le Michigan. Le *Secret Service* me demanda de garder l'information pour moi, mais il accepta que j'en parle à Mike McDermott.

« Mike, nous ne pouvons en parler à personne, mais le président Biden aimerait se rendre à notre usine de Kalamazoo, la semaine prochaine. Comment peut-on procéder ?

– On dira à tout le monde que vous venez faire une inspection, et qu'ils doivent se préparer à votre visite. À part la présence du *Secret Service*, ça ne changera pas grand-chose. »

Sa réponse me fit un drôle d'effet. Je me rappelle avoir pensé : « Mon Dieu. Est-ce que je provoque un tel chambardement chaque fois que je me rends sur un site Pfizer ? » Je compris alors pourquoi Mike avait refusé que j'aille sur le site d'Andover au début de la pandémie, prétextant que je n'y étais pas « indispensable ».

La visite, prévue pour le jeudi 18 février, était menacée par une tempête de neige dans le haut Midwest. Je m'attendais à ce qu'elle soit annulée, mais la Maison-Blanche me rappela pour me demander si on pouvait repousser la venue du Président au lendemain, le vendredi. « Bien sûr », répondis-je aussitôt.

À l'arrivée du cortège devant notre usine, voir le président des États-Unis, suivi de près par des militaires transportant la sacoche contenant les codes nucléaires, fut pour moi un moment des plus patriotiques. Il félicita tous les employés de Pfizer et, ensemble, nous nous sommes rendus de machine en machine, où les ouvriers nous ont salués, puis expliqué leur rôle et le fonctionnement de la technologie employée. Je fus stupéfait de voir le Président devenir l'un d'eux. Il était captivé par leurs histoires et leurs métiers. Il était clairement dans son élément. Nous étions déjà en retard pour notre adresse aux employés et aux médias nationaux quand il m'entraîna à l'écart, posa ses mains sur mes épaules et me regarda droit dans les yeux : « J'ai entendu dire que vos parents ont survécu à l'Holocauste », me lança-t-il.

Je sentis son personnel impatient de nous voir monter sur scène. Il n'en tint aucun compte. Il se mit à me parler d'autres familles qu'il avait connues et qui portaient encore ces cicatrices. Le silence se fit et, le poids de ses mains sur mes épaules, je sentis les larmes me monter aux yeux.

Il n'y a qu'en Amérique qu'on peut vivre ce genre de moments.

– 8 –

L'équité : plus facile à dire qu'à faire

« *Le meilleur moyen d'acquérir une bonne réputation consiste à tenter de devenir ce qu'on désire paraître.* »

Socrate, 470-399 av. J.-C.

En lançant le projet COVID-19, j'avais clairement spécifié qu'il ne fallait pas faire attention au retour sur investissement. Nous étions déjà en mai et n'avions toujours pas évoqué le moindre prix pour le vaccin, ni calculé le montant des recettes potentielles. Mais plusieurs États avaient entamé des discussions en vue d'acheter notre vaccin, et tous voulaient un prix. Il était temps de prendre une décision.

Nous fixons habituellement le prix de nos médicaments en fonction de ce qu'ils apportent aux patients, au système de santé et à la société. Contrairement à ce que l'on pourrait croire, les bons médicaments réduisent – plutôt que d'augmenter – les coûts à supporter par les systèmes de santé. Nous tentons d'estimer cette valeur économique. Par exemple, si 100 personnes prennent un médicament pour le cœur, et qu'il en résulte cinq crises cardiaques de moins, nous calculons le coût de ces cinq crises cardiaques pour le système de santé (en tenant compte des trajets en ambulance, des séjours à l'hôpital, des examens, des consultations, des aidants naturels, des journées de travail perdues, et ainsi de suite) et le comparons au coût du traitement pour 100 personnes. Bien sûr, cette valeur économique est établie avec beaucoup plus de nuances. Comment évaluer le prix de ce qui permet d'éviter des souffrances ? À mon avis, c'est vraiment inestimable.

Je demandai à notre équipe chargée de la tarification de calculer ce que la pandémie de COVID-19 coûtait à l'économie. Elle me donna des chiffres sidérants. Pour une efficacité supposée de 65 %, la réduction des coûts d'hospitalisation représenterait à elle seule des centaines de milliards de dollars. Si nous fixions le prix du vaccin à 600 dollars la dose, le système de santé débourserait toujours moins que ce qu'il économiserait. Sans même tenir compte de la valeur des vies ainsi épargnées. Je compris que cela pouvait devenir une manne financière incroyable pour notre entreprise, mais aussi qu'au milieu d'une pandémie, nous ne pouvions pas nous servir de cette méthode pour fixer un prix. Je souhaitais une approche différente. Je demandai à l'équipe le prix des autres vaccins de pointe, comme ceux contre la rougeole, le zona, la pneumonie, et ainsi de suite. Aux États-Unis, ils coûtaient entre 150 et 200 dollars la dose. Il me paraissait plus raisonnable de nous aligner sur la fourchette basse des prix des vaccins déjà existants. De cette manière, personne ne pourrait arguer que nous profitions de la pandémie pour fixer des tarifs inhabituellement élevés. Je demandai à mon équipe d'entamer les négociations sur ces bases et de proposer des remises en fonction des volumes commandés. Le Royaume-Uni, les États-Unis et l'Union européenne nous avaient déjà contactés pour négocier leur approvisionnement, et nous avions engagé des discussions préliminaires avec eux.

Mais, peu de temps après, alors que ces discussions étaient encore en cours, je sentis un certain malaise commencer à me ronger. J'avais l'impression que nous étions peut-être en train de manquer l'occasion d'obtenir quelque chose de bien plus précieux qu'un simple retour financier. C'était pour nous la possibilité de redorer le blason de l'industrie pharmaceutique, dont la réputation avait été mise à mal au cours des vingt dernières années. Aux États-Unis, ce secteur se classait parmi les derniers, juste après le gouvernement, en termes de considération. Je demandai cette fois à l'équipe chargée des tarifications de me donner les prix des vaccins les moins chers. Aux États-Unis, les vaccins contre la grippe coûtent jusqu'à 70 dollars, mais ils offrent aussi un taux de protection relativement bas, d'environ 50 %. L'entrée de gamme se situait entre 20 et 30 dollars.

« Changement de stratégie, leur annonçai-je. Pour les pays développés, le prix de départ doit correspondre à celui d'un vaccin d'entrée de gamme contre la grippe. Nous pouvons encore proposer des réductions en fonction des volumes commandés.

– Mais c'est le coût d'un simple repas, pas d'un vaccin à la pointe de la technologie… », répliqua un membre de l'équipe chargée des tarifications.

Le coût d'un simple repas. Cette expression me plut énormément. Plus tard, je l'utiliserais souvent lorsque des journalistes m'interrogeraient sur le prix du vaccin. Je me tournai vers le collaborateur qui avait fait cette remarque et lui répondis : « Ça me plaît. Vous pourriez faire une belle carrière dans le marketing ! »

Nous sommes retournés voir les négociateurs américains et européens et avons réduit nos tarifs de manière significative. Ils en furent très agréablement surpris. Mais le vaccin se devait d'être accessible à tous, partout, et de manière équitable.

L'équité ne signifie pas que nous donnons la même chose à tout le monde. Cela veut dire que nous donnons plus à ceux qui en ont le plus besoin. Par conséquent, nous ne pouvions pas avoir un prix unique. Nous avons donc décidé de mettre en œuvre une approche de tarification à trois niveaux. Pour notre analyse, nous avons consulté la classification des économies de la Banque mondiale[3]. Cet organisme utilise les données du revenu national brut (RNB) par habitant en dollars américains, convertis depuis les monnaies locales selon

3. On peut la consulter à cette adresse : https://datatopics.worldbank.org/world-development-indicators/the-world-by-income-and-region.html – NdT.

la méthode Atlas de la Banque mondiale, appliquée pour lisser la fluctuation des taux de change et classer les pays en quatre catégories : les pays développés, les pays à revenu intermédiaire supérieur, les pays à revenu intermédiaire inférieur et les pays les moins avancés. Nous venions de convenir que le prix pour les pays les plus riches – les pays développés – serait « le coût d'un simple repas ». Nous proposerions le vaccin aux pays à revenu intermédiaire supérieur à environ la moitié de ce prix. Quant aux pays à revenu intermédiaire inférieur et aux moins avancés, ils le recevraient à prix coûtant. À la seule condition qu'ils offrent le vaccin à leur population. « En période de pandémie, vous n'êtes protégés que si vos voisins le sont. Et il est extrêmement important que le prix ne devienne pas un obstacle. Non seulement parce que ce serait inadmissible, mais aussi parce que ce serait une menace aussi bien pour ces pays que pour nous tous », déclarai-je.

L'équipe était très heureuse de la clarté et de l'équité que nous apportions à notre approche. Le lendemain, elle prépara un guide de tarification qu'elle expédia à l'ensemble de nos directeurs internationaux, dans chaque pays, avec pour instruction de demander aux États des bons de commande anticipés répondant à ces nouvelles conditions.

Ce furent Angela Hwang, présidente du groupe biopharmaceutique de Pfizer, et sa talentueuse équipe qui menèrent cette mission dans toutes les régions du monde. Dirigeante dynamique ayant fait une longue carrière chez Pfizer, Angela avait mené l'existence d'une jeune fille asiatique dans l'Afrique du Sud de l'apartheid. Cela l'avait aidée à se forger sa propre vision du monde et avait souligné à ses yeux l'importance de l'équité.

Angela et son équipe entreprirent d'inciter chaque pays à commander le vaccin pour sa population à l'un des trois tarifs. Mais, dans chacun de ces pays, ils aidèrent également les professionnels à se préparer sur le terrain. Le travail de pédagogie à faire était immense. Rien qu'aux États-Unis, ils travaillèrent avec les États et l'opération Warp Speed pour former 40 000 personnes à la manipulation et à l'administration du vaccin. Dès qu'un pays disposait du vaccin, il devait savoir comment le stocker, le diluer et surveiller d'éventuels effets secondaires chez les patients.

Les pays développés furent les premiers à passer commande pour réserver des doses jusqu'à la fin 2021. L'Europe, le Japon et le Royaume-Uni figurèrent parmi les nombreux pays à nous inclure dans leurs paris. Malheureusement, de nombreuses autres nations, en particulier parmi les moins avancées et celles à revenu intermédiaire, choisirent de se tourner vers d'autres fournisseurs, soit parce que la technologie ARNm n'avait pas encore fait ses preuves à l'époque, soit parce que d'autres entreprises leur avaient promis une production locale. Malgré leurs efforts, nos équipes internationales ne furent pas en mesure de faire changer d'avis leurs dirigeants. En examinant ma feuille de calcul Excel, il m'apparut que l'attribution disproportionnée de doses aux pays développés était préoccupante. Je fis un effort personnel pour tenter de convaincre certains pays parmi les moins avancés et à revenu intermédiaire qui n'avaient pas passé commande. J'envoyai un courrier à leurs chefs d'État, et nos équipes régionales se chargèrent d'effectuer un suivi, mais souvent sans succès. En octobre 2020, même après qu'il fut devenu évident que Pfizer était l'entreprise la plus à même de fournir rapidement un vaccin aux patients, seule une poignée de pays supplémentaires ajoutèrent leur nom à la liste de nos clients, et trop peu parmi les plus pauvres pour pouvoir rééquilibrer les inégalités.

La situation se mit à changer dès que l'efficacité du vaccin commença à être reconnue. Tout d'abord, le gouvernement américain, qui avait commandé 100 millions de doses, nous contacta pour qu'on lui en fournisse cent millions supplémentaires. Quelques mois auparavant, nous avions demandé à l'OWS de commander ces 100 millions de doses en plus, car nos stocks étaient presque épuisés. Nous avions essuyé un refus. J'avais personnellement appelé les responsables de l'OWS pour les prévenir que l'Europe nous avait commandé 200 millions de doses, et qu'il serait prudent qu'ils en fassent autant. Je me rappelle leur avoir fait remarquer qu'il serait gênant pour les États-Unis de ne pas pouvoir obtenir les doses d'une entreprise américaine uniquement parce qu'ils n'en avaient pas commandé suffisamment, et j'avais souligné que nous comptions allouer notre production exclusivement aux clients qui avaient confirmé leurs commandes afin de pouvoir tenir nos engagements.

Cela signifiait que s'ils venaient à changer d'avis, plus tard, nous ne serions pas disposés à priver de leurs doses des pays qui avaient déjà passé des commandes fermes. L'OWS avait de nouveau refusé. À présent, ils voulaient les 100 millions de doses supplémentaires, et ils les voulaient séance tenante. Le problème était que l'ensemble de notre production prévue pour le premier semestre avait déjà été alloué à d'autres pays, et qu'il serait difficile de livrer des doses supplémentaires avant le mois de juin. Mais il nous serait possible de la livrer plus tard dans l'année. Cependant, les discussions étaient bloquées pour d'autres raisons. C'est alors que Jared Kushner, gendre et conseiller du président Trump, m'appela pour résoudre le problème.

Nous pensions qu'il serait simple de fournir 100 millions de doses supplémentaires aux États-Unis. Le contrat que nous avions établi leur donnait la possibilité d'acheter des options supplémentaires, mais la bureaucratie les en empêchait. Le vaccin étant désormais homologué, ils ne pouvaient ou ne voulaient utiliser le contrat original qui leur avait permis d'acheter le vaccin lorsqu'il était encore candidat. Je refusai d'ouvrir de nouvelles négociations. J'avais le sentiment que ce serait ouvrir la boîte de Pandore, car nous avions passé des semaines à négocier le premier contrat. Entre-temps, les critiques à l'encontre de l'administration Trump, à qui l'on reprochait de ne pas avoir acheté suffisamment de doses, s'accumulaient. Jared appelait pour comprendre où se trouvaient les blocages. Je lui expliquai en quoi la requête du gouvernement d'entamer de nouvelles négociations pour des contrats reformulés était problématique. Jared me confia qu'il trouvait toute cette bureaucratie ridicule et me promit de contacter les bonnes personnes.

L'intervention de Jared nous permit de trouver une solution, et, quelques jours plus tard, après plusieurs coups de fil, nos avocats parvinrent à un accord mutuel. Cependant, la question du calendrier de livraison se posa de nouveau. Jared était partisan, pour les 100 millions de doses supplémentaires, d'un programme de livraison très agressif. Il souhaitait que toutes soient livrées au cours du second trimestre 2021. Pour que ce soit envisageable, il nous aurait fallu piocher dans les livraisons promises au Canada, au Japon et à des pays d'Amérique latine, qui avaient tous passé commande plus tôt que les États-Unis, et attendaient leurs vaccins au deuxième trimestre. Comme je refusais, la discussion s'envenima. Je lui rappelai que j'avais clairement signifié à Moncef Slaoui que nous ne prélèverions pas de doses sur les commandes d'autres pays pour les donner aux États-Unis, et que j'avais presque supplié l'OWS d'augmenter les quantités commandées dans le premier contrat, mais qu'ils avaient refusé à plusieurs reprises. Jared ne voulait cependant rien savoir. Dans son esprit, c'était l'Amérique d'abord, quelles que soient les circonstances. À mes yeux, l'équité devait passer avant le reste. Il insista pour que les États-Unis puissent prendre leurs 100 millions de doses supplémentaires avant que nous en expédiions à qui que ce soit d'autre depuis notre usine de Kalamazoo. Il me rappela qu'il représentait le gouvernement et qu'ils pouvaient « prendre des mesures » pour imposer leur volonté. « Je vous en prie, faites, Jared, lui répliquai-je. Je préfère que le Premier ministre du Japon aille se plaindre à vous de l'annulation des Jeux olympiques plutôt qu'à moi. »

Par chance, notre équipe de fabrication continua à faire des miracles, et je reçus un calendrier de production amélioré qui nous permettrait de fournir aux États-Unis les doses supplémentaires, entre avril et juillet, sans interrompre les livraisons aux autres pays. C'était un bon compromis, et le contrat fut finalement signé. Jared m'appela deux jours plus tard de Mar-a-Lago pour me remercier de ma collaboration, ce qui permit de mettre fin à cette péripétie sur une note heureuse.

Un mois plus tard, le même scénario se répéta avec l'Union européenne. La Commission européenne avait commencé à subir de fortes pressions de la part des États membres pour mettre en place une interdiction d'exportation des vaccins fabriqués sur le sol européen. AstraZeneca ne parvenait pas à fournir les doses commandées, créant un problème politique pour les dirigeants européens qui avaient misé sur eux.

Les Européens mirent en place un système de contrôle des exportations qui nous obligeait à soumettre quantité d'informations avant de pouvoir exporter des doses en dehors de l'Union européenne. Bien que cette disposition n'ait pas constitué une interdiction d'exportation, elle devint une charge administrative importante pour notre site de production belge. Tout le monde venait se plaindre à moi. « Faites quelque chose, patron. Ce sont ceux qui s'efforcent d'expédier le vaccin dans le plus de pays possible qui doivent remplir toute cette paperasse. Ils sont épuisés, et il nous est impossible de former du personnel à la volée. »

J'appelai Ursula von der Leyen, présidente de la Commission européenne, pour lui demander d'assouplir ses exigences. Ma proposition était que, tant que nous respections les délais de livraison, elle devait nous affranchir de cette obligation. Ursula insista pour que les contrôles restent en place et me fit remarquer que nous étions « autorisés » à exporter hors de l'Union la moitié de la production de nos sites de fabrication européens, alors qu'aucune production américaine n'était exportée hors des États-Unis. Elle avait raison, et je le reconnus. En vertu de la Loi sur les marchés publics de la défense (la DPA, pour Defense Procurement Act) dans le cadre de laquelle s'inscrivait notre accord avec le gouvernement américain, si nous exportions le vaccin hors des États-Unis, nous risquions des poursuites non seulement civiles, mais aussi pénales. Ainsi, bien que les États-Unis n'aient pas en soi interdit l'exportation du vaccin, les répercussions d'un tel acte auraient pu être désastreuses, tant les directives de la DPA étaient strictes. Je demandai à la présidente von der Leyen si elle était au courant de ces détails. Je la priai donc de réduire au moins la quantité d'informations que nous devions soumettre chaque fois que nous expédiions une cargaison vers un pays hors Communauté européenne. Elle me promit de se pencher sur la question. Je savais qu'elle le ferait, car c'est quelqu'un qui tient toujours parole.

Grâce à nos discussions durant la crise de la COVID-19, j'avais appris à la connaître. Nous nous étions parlé pour la première fois au téléphone le 5 janvier 2021, à propos de la répartition des doses. C'est une femme remarquable. Née à Bruxelles, elle a grandi dans une famille dévouée au service public et a, au cours de sa carrière, fait partie du gouvernement de la chancelière allemande Angela Merkel, notamment en tant que ministre de la Défense. Les mois qui avaient suivi, j'avais établi une relation étroite avec elle par le biais de SMS et d'appels téléphoniques au sujet du vaccin, des variants du virus et de la fabrication. Elle était bien informée sur l'ensemble de ces sujets et ne manquait jamais une occasion de faire pression pour obtenir des délais de livraison plus serrés. Et elle a un don exceptionnel pour obtenir ce qu'elle veut.

Au début de la COVID-19, l'OMS et ses partenaires avaient mis en place l'Access to COVID-19 Tools Accelerator (l'ACT-A, c'est-à-dire un accélérateur d'accès aux outils permettant de lutter contre la COVID-19). Il ne s'agissait pas d'un partenariat, mais plutôt d'une plate-forme de collaboration entre différents secteurs. Il concerne quatre piliers d'activité, dont l'un se rapporte à l'achat et à la distribution équitables de vaccins par le biais d'un service baptisé Covax. L'objectif de Covax est d'accélérer l'élaboration, la production et l'accès équitable aux vaccins. Covax est codirigé par plusieurs organisations mondiales de santé, dont l'OMS, la Coalition pour les innovations en matière de préparation aux épidémies (la CEPI, pour Coalition for Epidemic Preparedness Innovations), l'Alliance du vaccin (GAVI, pour Global Alliance for Vaccines and Immunization, soit l'Alliance globale pour les vaccins et l'immunisation), et un partenaire de distribution, l'Unicef (le Fonds des Nations unies pour l'enfance). Son but est de fournir à l'ensemble des pays, quel que soit leur niveau de revenu, un accès égal aux vaccins contre la COVID-19. La garantie de marché de GAVI Covax, un instrument de marché conçu pour soutenir les 92 économies à revenu intermédiaire inférieur et les moins avancées, a également été un outil important pour garantir que les pays en voie de développement aient le même accès aux vaccins que le reste du monde.

D'un point de vue historique, les relations entre le secteur public et les sociétés pharmaceutiques innovantes ont toujours été tendues. En particulier, l'OMS et l'industrie pharmaceutique entretenaient une relation conflictuelle, et leur collaboration était soumise à des règles très strictes. Mais, en 2017, lorsque, pour la première fois, un Africain, le Dr Tedros Adhanom Ghebreyesus, fut élu directeur général de l'OMS pour un mandat de cinq ans, il apporta à l'organisation une nouvelle vision et une nouvelle compréhension des partenariats public-privé. Né en Érythrée, le Dr Ghebreyesus avait été ministre de la Santé en Éthiopie, où il avait organisé une vaste réforme du système de santé fondée sur la couverture sanitaire universelle et la fourniture de services à tous, même dans les régions les plus reculées.

À la tête de l'OMS, il avait proclamé : « Notre vision, ce n'est pas la santé pour quelques-uns. Ce n'est pas la santé pour la plupart. C'est la santé pour tous : les riches et les pauvres, les valides et les infirmes, les jeunes et les vieux, les urbains et les ruraux, les citoyens et les réfugiés. Pour tous, et partout. »

Quand j'ai entendu son discours, je me préparais à devenir directeur général, et je me rappelle avoir pensé : « C'est exactement la vision que j'ai pour Pfizer. » Et je n'aurais pas pu mieux le dire.

Mon équipe m'avait prévenu qu'il avait toujours été difficile de travailler avec l'OMS, par le passé, mais j'étais conscient que la mission du Dr Ghebreyesus et nos valeurs étaient très proches. En août 2020, en plein cœur de la pandémie et à l'approche d'un possible voyage d'affaires en Europe, je demandai à mon équipe de solliciter un entretien avec lui. On me répondit que Tedros refuserait probablement de rencontrer le directeur général d'une entreprise biopharmaceutique. Il préférait travailler par le biais d'associations industrielles. Je fus terriblement déçu par la nouvelle. Quelle occasion gâchée de faire quelque chose ensemble pour la planète ! Comment pouvions-nous laisser des préjugés et des idées préconçues nous empêcher de nous parler ? Et, tout à coup, le dimanche 13 décembre au matin, je reçus un message WhatsApp : « Cher Albert. J'espère que vous allez bien. Ici Tedros de l'OMS. J'aimerais beaucoup que vous puissiez m'accorder quelques minutes de votre temps pour discuter de la COVID-19. N'hésitez pas à me communiquer vos disponibilités, je m'organiserai de mon côté. Salutations, Tedros. »

Après ce que mon équipe m'avait dit, je fus agréablement surpris par le contenu de ce message. Je lui répondis aussitôt, et nous nous sommes entretenus dès le lendemain. Pour commencer, je lui déclarai que j'étais ravi qu'il me tende la main, que le rôle de l'OMS était essentiel, et que j'étais très déçu que le président Trump ait décidé de sortir les États-Unis de l'organisation. Je lui assurai que j'avais hâte de travailler avec lui pour trouver des solutions et garantir un accès équitable aux vaccins et aux traitements.

La discussion fut très constructive, et je sentis que Tedros était profondément engagé en faveur des plus vulnérables. Me sentant nombre d'atomes crochus avec lui, je ne pus m'empêcher, à la fin de notre conversation, de lui faire part de ma frustration de n'avoir pas pu obtenir cet entretien quatre mois plus tôt, lors de mon séjour à Genève, m'étant vu rétorquer qu'il n'accepterait jamais de rencontrer le dirigeant d'une entreprise pharmaceutique. « De quoi parlez-vous ? me répondit-il. Mon bureau est ouvert à tous ceux qui souhaitent me voir. » Je le crus, et compris que c'étaient nos propres préjugés qui avaient empêché cette rencontre en août.

Ce premier échange allait ouvrir la voie à une relation productive des plus chaleureuses. Non seulement nous sommes restés en contact via WhatsApp, mais nos collaborateurs aussi. Son équipe nous soutint pour obtenir un accord avec Covax. Ainsi, quand Pfizer devint la première entreprise à lancer un vaccin contre la COVID-19, notre désir mutuel de voir tous les habitants de la planète se faire vacciner donna lieu à une formidable collaboration, et les premiers fruits de ce partenariat finirent par se concrétiser. Mais ce fut loin d'être facile.

J'annonçai aux dirigeants de Covax que Pfizer allait proposer le vaccin à prix coûtant pour les pays les moins avancés, mais ils restaient focalisés sur le prix pour les pays développés et ceux à revenu intermédiaire. Manifestement, leur méthode de répartition ne donnait nullement la priorité aux pays à faibles ressources. Ils donnaient l'impression de vouloir créer un centre mondial de vaccination centré sur l'OMS. C'était un défaut de conception. Les pays riches pouvaient négocier directement avec les fabricants de vaccins. Pour ces nations, c'était une question de sécurité nationale. Toutefois, les pays les plus pauvres avaient besoin de Covax. L'aspiration de ce dernier ne correspondait pas à la réalité de l'accès au vaccin dans le monde. En voulant toucher l'ensemble des pays, je suis convaincu que Covax n'avait pas compris que l'équité n'équivalait pas à faire la même chose pour tous, mais à faire plus pour ceux qui en ont le plus besoin. Et ceux qui avaient le plus besoin de leur soutien étaient les pays les moins avancés.

En janvier, Pfizer et BioNTech signèrent un accord d'achat poussé avec Covax sur plus de 40 millions de doses de notre vaccin contre la COVID-19 en 2021.

Franchement, je fus étonné que Covax ne nous en commande que 40 millions, un chiffre clairement insuffisant pour atteindre ses objectifs ambitieux. « Vous êtes sûrs ? demandai-je. Comment comptez-vous atteindre les projections que vous avez établies ? » On me répondit que Covax avait décidé de faire d'AstraZeneca la colonne vertébrale de sa stratégie. Grâce au financement de la fondation Gates, ils mirent en place un système de transfert de technologie avec Serum Institute of India, un grand fabricant de vaccins. Mais ce plan ne fonctionna pas comme prévu. L'Afrique du Sud délaissa AstraZeneca, car son vaccin n'était pas efficace contre la mutation sud-africaine, et que la société se révéla dans l'incapacité de produire les volumes promis. Cerise sur le gâteau, en mai 2021, de nombreux pays fermèrent leurs frontières avec l'Inde, où le virus commençait à se propager.

Au printemps 2021, alors que la plupart des régions du monde enregistraient une baisse bienvenue des cas de COVID-19, l'Asie du Sud, l'Inde en tête, entama ce que *The Economist* qualifia d'« *ascension himalayenne* ». Le 30 avril, le nombre quotidien de cas de COVID-19 y franchit la barre des 400 000. Près d'un quart de la population avait été testé positif. Le nombre de morts augmentait, et une crise de santé publique au sein de la nation la plus peuplée du monde signifiait une crise sanitaire mondiale. Malgré le fait que, en août 2020, nous ayons soumis aux régulateurs indiens la même demande qu'à tous les autres pays du monde, notre vaccin n'était toujours pas homologué en Inde. L'Inde est très protectrice de son industrie de médicaments génériques et rend très difficile l'enregistrement de vaccins fabriqués dans d'autres pays. Nous avons entamé des discussions avec l'État indien pour voir de quelle manière nous pouvions l'aider en lui fournissant d'autres médicaments susceptibles d'être utilisés par ses hôpitaux publics. À la veille de la publication du premier rapport trimestriel sur les bénéfices de Pfizer, alors que le nombre de décès augmentait en Inde, j'envoyai une note à nos collègues sur place pour leur signifier que nous ferions don à l'Inde des médicaments Pfizer que le gouvernement indien avait identifiés comme faisant partie de son protocole de traitement anti-COVID-19. On s'engagea à offrir dans les quatre-vingt-dix jours suffisamment de médicaments pour que tous les patients atteints de la COVID-19 dans l'ensemble des hôpitaux publics du pays puissent avoir accès gratuitement aux médicaments dont ils avaient besoin. Je conclus en promettant que Pfizer serait solidaire de tous ceux actuellement touchés par la COVID-19 en Inde et dans le monde, et continuerait à faire tout son possible pour leur venir en aide.

« *Tandis que nous nous efforçons de répondre aux besoins de santé publique et de devenir un partenaire du gouvernement indien dans l'ouverture d'une voie pour notre vaccin, sachez que vous et vos proches êtes au centre de nos pensées et de nos prières* », écrivis-je dans une lettre adressée le 3 mai à nos collaborateurs indiens.

Alors que la situation en Inde se dégradait, le pays décida d'interdire toute exportation du vaccin contre la

COVID-19 d'AstraZeneca produit sur place par Serum Institute of India. Malheureusement, Covax avait fondé la plupart de ses espoirs sur ce vaccin. Son plan étant en train de s'effondrer, Covax revint vers nous pour nous demander un nombre de doses nettement plus important. On accepta, à une condition : que toutes ces doses soient destinées aux pays bénéficiant de la garantie de marché de Covax, c'est-à-dire les 92 aux revenus les plus faibles du monde. Cela devint un point d'achoppement, car Covax désirait fournir chacun de ses membres. L'organisme refusait de livrer des doses uniquement aux pays pauvres. Il souhaitait les distribuer à tous leurs pays, qu'ils soient riches ou pauvres, sur la base d'une formule qu'ils avaient adoptée. À nos yeux, ce n'était pas acceptable. Néanmoins, nous avons repris les négociations avec un désir mutuel d'apporter des vaccins là où ils étaient le plus nécessaires.

Entre-temps, Katherine Tai, représentante américaine au Commerce, annonça subitement que les États-Unis soutiendraient une dérogation à l'Accord sur les aspects des droits de propriété intellectuelle qui touchent au commerce (l'ADPIC, c'est-à-dire Agreement on Trade-Related Aspects of Intellectual Property Rights, TRIPS) pour les vaccins contre la COVID-19 auprès de l'Organisation mondiale du commerce (OMC). L'ADPIC, un accord juridique international signé en avril 1994 et entré en vigueur le 1er janvier 1995, introduit pour la première fois le droit de propriété intellectuelle dans le système commercial multilatéral. L'Inde et l'Afrique du Sud avaient demandé depuis longtemps une telle dérogation auprès de l'OMC, mais sans suite jusqu'à ce jour. Il est intéressant de noter que ces deux pays comptent parmi les plus grands fabricants de médicaments génériques au monde, et, pour beaucoup, cette demande semblait particulièrement intéressée. Une semaine avant l'annonce de la dérogation à l'ADPIC, la représentante américaine au Commerce Katherine Tai avait demandé à me joindre pour discuter de la fourniture mondiale de notre vaccin contre la COVID-19. J'avais eu l'occasion de lui expliquer qu'au cours des derniers mois, nous avions investi plus de deux milliards de dollars pour ce vaccin, dont plus d'un milliard rien que pour les infrastructures nécessaires à sa fabrication. Ce qui nous permettait de prévoir de produire d'ici la fin de l'année 2021 trois milliards de doses dont au moins un milliard pour les pays à revenus intermédiaires et en dessous. Je lui avais également rappelé que nous disposions d'un modèle tarifaire à plusieurs niveaux et que les pays à revenu intermédiaire inférieur et les pays les moins avancés seraient livrés à prix coûtant. Je lui avais expliqué que la propriété intellectuelle n'était pas un obstacle à une production plus importante et que la raison pour laquelle nous ne pouvions pas produire davantage de doses ne dépendait pas d'un manque d'infrastructures, mais d'un manque de matières premières. Renoncer aux protections inhérentes à la propriété intellectuelle ne ferait que perturber la chaîne logistique et la rendre dangereuse pour tous. Je lui avais aussi rappelé que le meilleur moyen d'augmenter les quantités destinées aux pays les plus pauvres serait pour le gouvernement américain de nous autoriser à exporter des doses produites dans le cadre de la DPA vers l'Amérique latine et l'Afrique, car, pour l'instant, ce n'était pas le cas. Nous n'exportions vers ces pays que depuis nos usines européennes. J'avais renouvelé cette requête spécifique à plusieurs reprises, mais elle n'y avait pas donné suite. L'appel avait été très courtois, mais, en me déconnectant, je n'avais pas un très bon pressentiment. Tout au long de cette pandémie, j'eus de nombreuses discussions avec des responsables gouvernementaux, et toutes ne furent pas des plus agréables. C'était cependant la première fois que j'avais l'impression que mon interlocutrice, à l'autre bout de la ligne, ou, en l'occurrence, sur mon écran d'ordinateur, ne souhaitait pas vraiment comprendre les informations que je lui fournissais. Comme si elle avait déjà pris sa décision et que notre discussion n'était qu'une formalité. Néanmoins, je ne m'attendais pas à ce que, une semaine plus tard, elle annonce le soutien des États-Unis à la proposition de l'Inde et de l'Afrique du Sud.

Quand, dans la matinée du 5 mai 2021, je lus le communiqué de la représentante américaine au Commerce Katherine Tai – à savoir que les États-Unis soutiendraient la demande de dérogation à l'ADPIC qui affaiblirait les protections induites par la propriété intellectuelle –, je fus franchement agacé. J'étais furieux qu'au moment même où le gouvernement américain nous empêchait d'exporter des doses de vaccin vers d'autres pays, leur représentante au Commerce puisse soutenir la proposition de pays dotés d'industries génériques gigantesques de voler la propriété intellectuelle d'une entreprise américaine. Le représentant américain au Commerce est censé soutenir les intérêts de l'industrie américaine. Au lieu de cela, j'eus l'impression qu'on nous avait planté un couteau dans le dos. J'allai jusqu'à envoyer un SMS à l'un de mes contacts à la Maison-Blanche pour lui expliquer que je me sentais « trahi ». Deux jours plus tard, le 7 mai, j'adressai une lettre à mes collaborateurs de chez Pfizer pour leur expliquer la situation quant à l'approvisionnement international. Avec cette lettre, je tentai de dire les choses telles qu'elles étaient, sans essayer d'atténuer quoi que ce soit.

Chers collègues,

La récente annonce selon laquelle la représentante américaine au commerce compte examiner la possibilité de renoncer à certains droits de propriété intellectuelle sur le vaccin contre la COVID-19 a suscité une certaine confusion dans le monde entier. Pfizer en a-t-elle fait assez pour garantir une distribution juste et équitable de son vaccin ? La dérogation proposée va-t-elle apporter des solutions ou créer davantage de problèmes ? Je vous écris aujourd'hui pour aborder ces points.

La distribution juste et équitable a, depuis le premier jour, guidé nos pas. Afin de garantir l'accès de chaque pays à notre vaccin contre la COVID-19, il fallait remplir deux conditions : un prix accessible à tous, et une fabrication fiable d'un nombre suffisant de doses.

La première condition a été remplie dès les premiers jours. En juin 2020, nous avons décidé de proposer notre vaccin à des prix différenciés. Les pays les plus riches devraient le payer le prix d'un repas à emporter et l'offriraient à leurs populations. Les pays à revenu intermédiaire se verraient proposer des doses à environ la moitié de ce prix et les pays les moins avancés à prix coûtant. Nombre de communautés parmi les plus pauvres recevront leurs doses grâce à des dons. L'équité ne signifie pas qu'il faut donner la même chose à tout le monde. Elle signifie qu'il faut donner plus à ceux qui en ont le plus besoin.

Il s'est révélé beaucoup plus difficile de remplir la deuxième condition, mais nous approchons du but à une vitesse remarquable. Grâce à l'ingéniosité et au travail acharné de nos scientifiques, ingénieurs et travailleurs qualifiés, ainsi qu'à l'investissement de plusieurs milliards de dollars de la part de Pfizer, nous avons pu annoncer que nous fournirons plus de 2,5 milliards de doses aux quatre coins du monde en 2021. En réalité, notre objectif interne est de trois milliards de doses, ce qui nous conforte dans notre engagement. Par extrapolation, si nous parvenons à atteindre les trois milliards de doses cette année, cela signifie que nous pourrons en livrer quatre milliards en 2022. Ces doses ne sont destinées ni aux riches, ni aux pauvres, ni au Nord ni au Sud. Elles sont destinées à TOUS. Nous avons conclu des accords pour approvisionner 116 pays et sommes actuellement en négociation avancée avec de nombreux autres, pour un total d'environ 2,7 milliards de doses en 2021. Une fois tous les accords finalisés, nous prévoyons que 40 % d'entre elles, soit plus d'un milliard, iront aux pays à revenu intermédiaire et en dessous.

Cela pose clairement une autre question. À ce jour, nous avons expédié environ 450 millions de doses, et ce principalement aux pays développés. Pour quelle raison ? Lorsque nous avons mis en place notre politique de prix différenciés, nous avons contacté l'ensemble des nations en leur demandant de passer commande afin que nous puissions leur attribuer des doses. Dans la réalité, les pays développés ont réservé la plupart des doses. Préoccupé par cette situation, j'ai personnellement contacté de nombreux dirigeants de pays à revenus intermédiaires et en dessous, que ce soit par courrier, au téléphone et même par SMS pour les inciter à réserver des doses, car l'offre était limitée. Cependant, la plupart d'entre eux ont préféré passer commande auprès d'autres fabricants de vaccins, soit parce que la technologie ARNm n'avait pas encore fait ses preuves, soit parce qu'on leur offrait la possibilité de produire localement. Certains n'ont même pas homologué notre vaccin. Malheureusement, pour diverses raisons techniques, les autres producteurs de vaccin n'ont pas tous pu tenir leurs engagements d'approvisionnement. La plupart des pays qui ne nous avaient pas choisis dans un premier temps sont revenus vers nous, et, grâce à l'augmentation phénoménale de notre production, nous avons commencé à signer des accords de livraison avec eux. Nous estimons que l'équilibre de l'offre penchera en leur faveur au second semestre 2021, et que nous pourrons honorer la quasi-totalité de leurs commandes en 2022.

La semaine dernière, j'ai eu l'occasion de présenter ces faits à la représentante américaine au Commerce et de lui expliquer la raison pour laquelle la dérogation prévue aux droits de propriété intellectuelle entraverait forcément ce progrès. Ce qui m'amène à la deuxième question. La dérogation proposée va-t-elle améliorer la situation de l'offre ou créer davantage de problèmes ? Ma réponse est incontestablement la dernière.

Lorsque nous avons conçu notre vaccin, il n'existait aucune production de traitement à ARNm au monde. Nous avons dû bâtir des infrastructures à partir de rien. Grâce à 172 ans de tradition de fabrication de qualité, à des investissements colossaux, et, surtout, à une armée de scientifiques, d'ingénieurs et d'ouvriers hautement qualifiés, nous avons mis au point en un temps record le processus de fabrication d'un vaccin salvateur le plus efficace que le monde ait jamais connu. Actuellement, le goulot d'étranglement qui nous empêche de fabriquer plus rapidement ne se situe pas au niveau de nos infrastructures. Ce qui nous restreint, c'est la rareté des matières premières hautement spécialisées nécessaires à la production de notre vaccin. Ces 280 matériaux et composants différents sont produits par de nombreux fournisseurs, dans 19 pays. Nombre d'entre eux ont eu besoin d'un soutien (technique et financier) conséquent de notre part pour pouvoir accélérer leur production. À l'heure actuelle, pratiquement chaque gramme de matière première produite est immédiatement expédié dans nos usines de fabrication pour y être aussitôt transformé, et ce de la manière la plus fiable qui soit, en vaccins envoyés sans délai aux quatre coins du monde (dans 91 pays à ce jour). La dérogation proposée pour les vaccins contre la COVID-19 menace de perturber le flux de matières premières. Elle déclenchera une ruée vers les composants essentiels dont nous avons besoin pour fabriquer un vaccin sûr et efficace. Des entités n'ayant que peu ou pas d'expérience dans la fabrication de vaccins risquent de courir après les matières premières dont nous avons besoin pour augmenter notre production, mettant ainsi en danger la sécurité de tous.

Et je souhaiterais faire une dernière remarque. Je crains que le renoncement à la protection par brevet ne dissuade beaucoup d'entreprises de prendre des risques importants. Si nous avons investi deux milliards de dollars avant de savoir si nous réussirions à mettre au point un vaccin, c'est parce que nous comprenions ce qui était en jeu. Tout récemment, j'ai autorisé une dépense supplémentaire de 600 millions de dollars pour la R&D sur la COVID-19, ce qui portera à plus de dix milliards de dollars l'ensemble de nos dépenses de R&D en 2021. Les récents discours ne nous décourageront pas de continuer à investir dans la science. Mais je ne suis pas sûr qu'il en aille de même pour les milliers de petites entreprises de biotechnologie innovantes qui dépendent totalement de l'accès au capital d'investisseurs dont l'engagement est lié à la protection de leur propriété intellectuelle.

Mettre fin à la pandémie et vacciner l'ensemble des habitants de la planète est une entreprise considérable, mais réalisable. Nous restons pleinement concentrés sur la livraison aussi rapide que possible de vaccins de grande qualité, sûrs et efficaces aux patients du monde entier, et sur l'éradication de cette pandémie mortelle. Une fois encore, nous ne laisserons pas la politique se mettre en travers de notre chemin, et nous continuerons à faire ce que nous faisons de mieux : innover pour changer la vie des patients.

Peu après l'annonce de cette décision, je m'aperçus que je n'étais pas le seul qu'elle avait stupéfié. Je reçus bientôt l'appel de Présidents et Premiers ministres de nombreux pays, et ils me confièrent tous combien ils étaient surpris par cette proposition. Officieusement, ils m'avouèrent tous que cela n'avait aucun sens. Beaucoup allèrent jusqu'à me dire qu'à leur avis, sans les protections fournies par la propriété intellectuelle, il n'y aurait actuellement aucun vaccin contre la COVID-19. Certains me demandèrent si j'avais une idée de ce qui avait pu motiver une telle décision. Je leur répondis que, à mon avis, ils ne s'attendaient pas à ce que cette requête aille très loin, et souhaitaient simplement plaire à l'aile progressiste du Parti démocrate, qui était contre l'industrie pharmaceutique. Je me souviens encore de la réponse d'un dirigeant d'un des pays de l'Union européenne : « C'est tellement irresponsable !... »

La présidente Ursula von der Leyen fut l'un de mes interlocuteurs européens. Au cours d'une de nos conversations, je lui annonçai qu'en 2021, au moins un milliard de doses de vaccin étaient destinées aux pays à revenu intermédiaire et en dessous.

Elle fut un peu étonnée d'apprendre que nous comptions livrer ces doses dans l'année, et me demanda si cette information avait été rendue publique. Pour m'aider à faire passer le message, elle m'invita à prendre la parole lors d'une conférence mondiale sur la santé, à Rome. Bien entendu, elle me fit également savoir qu'il serait de bon ton que Pfizer puisse s'engager non seulement pour 2021, mais aussi pour 2022.

J'acceptai aussitôt. Fin mai, je participai virtuellement au Sommet mondial sur la santé de Rome et fis savoir que Pfizer prévoyait de fournir en 2021 un milliard de doses de vaccin aux pays à revenu intermédiaire et à ceux les moins avancés. De plus, nous nous engagions à livrer à ces pays un milliard de doses supplémentaires en 2022. « Nous espérons que cela nous permettra d'accroître notre capacité à contribuer à sauver encore plus de vies dans le monde. Mettre fin à la pandémie et vacciner l'ensemble des habitants de la planète est une entreprise considérable, mais réalisable », déclarai-je.

Les semaines qui suivirent, je parvins à recouvrer mon calme. Je reconsidérai la situation. Malgré ma déception face à la décision de la représentante américaine au Commerce, je n'avais aucune envie d'avoir de mauvaises relations avec l'administration. Et, surtout, j'étais convaincu que nous pouvions accomplir ensemble des choses significatives. Je refusais de laisser ma colère ou mes émotions prendre le dessus. J'avais l'impression que le meilleur moyen de tisser des liens avec la Maison-Blanche était de montrer son vrai visage et de proposer des solutions à l'énorme défi sanitaire que représentait encore la COVID-19. Les États-Unis étaient sous le feu des critiques parce qu'ils interdisaient l'exportation des doses produites sur le sol américain, et parce qu'ils n'avaient pas de plan pour partager leurs vaccins avec les moins bien lotis. Je savais que notre aide pourrait leur être utile.

Désireux d'aller de l'avant, j'organisai un rendez-vous téléphonique avec Jeffrey Zients, coordinateur de l'action anti-COVID-19 du gouvernement américain. Je m'étais déjà entretenu avec lui à plusieurs reprises pour des questions liées à l'action du gouvernement face à la crise de la COVID-19. Depuis qu'il faisait partie de l'administration Biden, c'est-à-dire depuis le mois de janvier, il avait conduit l'action américaine avec succès. J'avais beaucoup de respect pour lui, le considérant comme quelqu'un d'aussi à l'aise au gouvernement que dans les affaires. C'était un homme en qui j'avais confiance, et avec qui il était possible de travailler. Cependant, depuis l'incident causé par l'annonce de la demande de dérogation à l'ADPIC, je ne l'avais pas rappelé. Apparemment, ayant eu vent de mon ire, Jeff avait également évité de m'appeler.

La conversation débuta un peu timidement. Puis, à ma grande surprise, Jeff changea de braquet et me recommanda d'aller de l'avant. D'après lui, la meilleure solution consistait à trouver le moyen de collaborer sur un projet important. Je saisis l'occasion pour lui soumettre une idée : « Et si nous mettions à la disposition du gouvernement américain des centaines de millions de doses à prix coûtant ? Vous pourriez les offrir très rapidement aux pays les plus démunis… »

L'idée lui plut. Nous y avons donc réfléchi plus sérieusement. Nous avons discuté des pays auxquels nous pourrions offrir ces doses et avons convenu que les

92 pays de GAVI et ceux de l'Union africaine pourraient constituer un excellent groupe de bénéficiaires. Puis on évoqua les défis logistiques liés à l'expédition de doses par le gouvernement américain à un si grand nombre de pays. Je lui promis de m'en occuper et d'assurer la logistique complexe de l'acheminement de ces vaccins dans des pays aux infrastructures limitées. L'idée commençait à prendre forme et pouvait devenir pour Biden un véritable plan Marshall vaccinal.

Jeff n'hésita pas une seconde. Enthousiaste, il avait hâte de présenter cette idée au Président. Nous nous sommes aussitôt mis au travail pour entamer les discussions juridiques et logistiques. Le gouvernement américain souhaitait utiliser le service Covax comme principal mécanisme de distribution des doses, mais nous avons insisté sur le fait que nous n'accepterions pas que les vaccins soient livrés à d'autres pays que les 92 les plus pauvres et ceux de l'Union africaine, où les besoins étaient les plus importants. Les États-Unis posèrent donc cette condition à Covax et décidèrent d'acheter 500 millions de doses, avec une option d'achat supplémentaire. Il s'agissait d'un pas important vers l'équité en matière de vaccins, et j'étais fier d'en montrer la voie. Il restait toutefois un problème ardu à résoudre à propos des dispositions relatives à la responsabilité. Aux États-Unis, la loi sur la préparation et l'état d'urgence de la population (Public Readiness and Emergency Preparedness Act, ou PREP Act), décharge de certaines responsabilités les entreprises biopharmaceutiques ainsi que les autres fabricants de médicaments et de matériel servant à lutter contre une pandémie durant les périodes d'urgence sanitaire. Elle prévoit également l'indemnisation des individus qui subissent un préjudice du fait de ces produits essentiels. Mais la plupart des pays à qui nous destinions ce plan ne disposent pas de ces protections. Et, dans certains, notamment ceux à revenu intermédiaire ou en dessous, les États ou les systèmes judiciaires ne sont pas suffisamment équipés pour statuer sur des réclamations contre les fabricants, notamment dans le contexte d'une pandémie.

Compte tenu des circonstances sans précédent auxquelles nous étions confrontés, il nous fallut donc chercher avec les gouvernements des solutions acceptables pour les deux parties permettant de garantir que l'entreprise dispose de protections adéquates en termes de responsabilité. Pour être clair, nous avons toujours été convaincus que notre vaccin était à la fois sûr et efficace, mais, en raison du nombre considérable de patients auxquels il est administré, des individus mal intentionnés aux quatre coins de la planète pourraient lui reprocher des problèmes sans rapport avec l'injection, porter plainte contre nous devant de nombreux tribunaux différents et nous faire courir un risque financier considérable.

Bien que je sois préoccupé par le risque de contentieux, même infondé, ou par le fait que mon équipe doive naviguer dans des systèmes juridiques étrangers, je savais aussi que nous devions trouver une solution et refuser que le problème des protections en matière de responsabilité devienne un obstacle à l'acheminement de vaccins salvateurs vers les pays les plus pauvres du monde.

Après avoir pesé le pour et le contre, je décidai d'aller de l'avant et d'honorer notre engagement en matière d'équité. En acceptant d'acheminer les 500 millions de vaccins par l'intermédiaire du service Covax, nous avons pu obtenir des protections juridiques pour notre entreprise, même si elles étaient inférieures à celles offertes par la PREP Act, mais, surtout, cela nous a permis de garantir que nos doses seraient fournies aux pays qui en avaient désespérément besoin. En acceptant de livrer ainsi des vaccins à ces pays, j'étais conscient de prendre un risque, mais j'estimais que c'était une décision raisonnable pour l'entreprise, et je dormais mieux la nuit.

Une fois les détails réglés, Jeff m'informa que le président Biden souhaitait faire l'annonce de cet accord lors de sa participation à la réunion du G7 prévue la seconde semaine de juin en Cornouailles, en Angleterre. Je reconnus aussitôt le génie de l'idée du Président. Avec tous les médias focalisés sur ce sommet, ce serait une excellente occasion de démontrer que les USA s'engageait de nouveau à faire du mieux possible pour la planète et qu'il fallait les considérer comme un partenaire diplomatique généreux sur la scène internationale.

Le sommet du G7 devant se tenir quelques jours plus tard, nous nous sommes empressés d'organiser notre voyage. En raison des restrictions dues à la

COVID-19 qui perduraient en Europe, il nous fallait une dérogation spéciale du gouvernement britannique pour pouvoir entrer dans le pays. Mon équipe travailla nuit et jour, et, grâce à l'aide de la Maison-Blanche, parvint à obtenir cet agrément quelques heures seulement avant le décollage.

Le 9 juin, durant le vol aller, je lus un article du *New York Times* dont le titre était : « Biden vise à renforcer les alliances américaines en Europe. »

« *Porté par le succès de son programme de vaccination et un rebond de l'économie, Biden va participer à une série de sommets. Il passera la semaine prochaine à démontrer que les États-Unis sont de retour et prêts à guider l'Occident. La principale mission de M. Biden sera d'apporter la sérénité diplomatique qui a fait défaut lors de tels rassemblements les quatre années au cours desquelles M. Trump a égratigné les relations de longue date avec ses proches alliés, menacé de se retirer de l'Otan et fait l'accolade à Poutine ainsi qu'à d'autres autocrates, admirant leur force* », pouvait-on lire dans l'article.

Tandis que je regardais par le hublot de l'avion, je sentis un sourire se dessiner sur mes lèvres à l'idée que, le lendemain, le monde entier serait surpris par notre importante annonce. Nous allions faire des vagues aux quatre coins de la planète. Je n'eus pas vraiment le temps de savourer ce moment, car les notifications commencèrent à se succéder sur l'écran de mon téléphone portable, d'abord de la part du *New York Times*, puis du *Washington Post*, du *Wall Street Journal* et d'autres. Notre plan de vaccination avait fuité moins de vingt-quatre heures avant notre conférence de presse. Des représentants du cabinet du Premier ministre Boris Johnson nous contactèrent pour en savoir plus. Tenus de maintenir l'embargo sur ces informations, nous leur avons poliment suggéré de s'adresser au bureau du président Biden. Mon équipe et moi-même redoutions que, la nouvelle étant connue, les collaborateurs de Biden n'annulent l'événement, mais nous avons continué à travailler sur notre projet. Je relus une fois de plus mon allocution pour être fin prêt.

Ce soir-là, on se posa à l'aéroport de Newquay Cornouailles, et une voiture nous conduisit non loin à un hôtel de plage, sur la côte. Sally Susman et notre agent de sécurité Tim Conway m'accompagnaient. Chargé d'assurer la protection des cadres, cet homme, déterminé et minutieux, nous était d'une grande aide pour résoudre des problèmes de logistique complexes. Arrivé chez nous après une carrière de vingt-quatre ans au sein du *Secret Service* américain, Tim se servait de ses relations à la Maison-Blanche et à l'international pour vérifier que nous disposions toujours des accès, dérogations et accréditations dont nous avions besoin. Tim était quelqu'un de très agréable, et, bien qu'il soit la discrétion incarnée, nous parvenions parfois à le convaincre de nous raconter quelques anecdotes de l'époque où il travaillait au *Secret Service* et était chargé de la sécurité des différentes familles présidentielles. Ces moments paisibles avec mon équipe en des lieux reculés étaient particuliers, pour moi. Nous apprenions à nous connaître et riions un peu. Cela me fit énormément de bien de reprendre la route avec mes collaborateurs.

Le lendemain matin, par une journée brumeuse typiquement anglaise, nous avons travaillé dans nos chambres d'hôtel jusqu'à ce qu'il soit temps de nous lancer sur les routes de campagne étroites et bordées d'arbres pour gagner le vaste domaine de près de 30 hectares du château de Tregenna, où se tenait le G7. Après une longue marche ponctuée de multiples points de contrôle, Sally et moi avons rejoint le président Biden le temps d'un bref échange et d'un point sur la logistique. Le cadre était spectaculaire, l'estrade présidentielle dressée sur une pelouse verte, des arbres magnifiques en arrière-plan.

Le Président sortit en premier, et je lui emboîtai le pas. Je le regardai ensuite faire son discours et l'écoutai avec une certaine fierté lorsqu'il insista sur le fait que ces vaccins « étaient à ARNm ». Je compris que cela signifiait que les États-Unis expédiaient de bons produits.

Durant mon allocution, j'applaudis le leadership du président Biden en déclarant : « Alors que les pays du G7 se réunissent pour ce sommet d'une importance capitale, les yeux du monde entier sont tournés vers les dirigeants de ces puissantes nations pour qu'ils aident à résoudre la crise sanitaire causée par la COVID-19, à laquelle sont confrontés les plus démunis de nos voisins. Si d'énormes progrès ont été réalisés au sein de nombreuses nations développées, le monde demande à présent aux dirigeants du G7 d'assumer la responsabilité d'aider à vacciner les populations de tous les pays.

« Monsieur le Président, je sais grâce à nos conversations que nous sommes d'accord sur le fait que chaque homme, chaque femme et chaque enfant sur la planète – quels que soient sa situation financière, sa race, sa religion et son pays – mérite d'avoir accès aux vaccins contre la COVID-19 qui pourront lui sauver la vie », poursuivis-je. Et comme le moment l'indiquait clairement : « Une fois de plus les États-Unis ont répondu à l'appel. »

À la fin de mon allocution, tandis que le Président et moi-même nous éloignions des caméras, je fus à la fois surpris et ravi par l'accolade que me donna la Première Dame, le Dr Jill Biden. Par le passé, j'avais eu l'occasion de lui parler sur Zoom, mais je ne l'avais jamais rencontrée en personne. C'était quelqu'un de chaleureux, calme et déterminé. Le Dr Biden, le Président, Sally, Jeff Zients, le secrétaire d'État Antony Blinken et moi-même avons discuté un moment, une conversation légère dans un cadre bucolique. Quelqu'un fit remarquer qu'un grand nombre de ceux qui luttaient contre la COVID-19 en Amérique étaient issus de familles d'immigrants. À l'idée d'être l'un d'entre eux, je me redressai fièrement.

Quand on commença à faire nos adieux, le Président tira quelque chose de sa poche et me le remit en me serrant la main. « C'est ce que donnent les commandants sur le champ de bataille à ceux qui ont fait preuve d'un courage extraordinaire. Vous le méritez », me souffla-t-il.

Il s'agissait d'une pièce métallique ornée du sceau présidentiel sur une face et, sur l'autre, du nom « Joseph R. Biden, Jr » gravé à côté de la représentation de l'État du Delaware. Je sentis les larmes me monter aux yeux. Je glissai la pièce dans mon portefeuille pour éviter de la perdre. Je la garderais précieusement, car elle témoignait de nos espoirs partagés sur le rôle de ces puissants vaccins sur les populations démunies à qui ils seraient administrés.

– 9 –

La politique, un terrain miné

« L'homme est par nature un animal politique. »

Aristote, 384-322 av. J.-C.

Dès le départ, nous avions été pour le principe d'une équité vaccinale. Mais certainement pas pour une diplomatie vaccinale, c'est-à-dire l'idée d'utiliser les vaccins comme monnaie d'échange. Néanmoins, comme s'il s'agissait d'une ambassade, mon bureau semblait en bonne place dans le répertoire des chefs d'État du monde entier.

L'histoire de la diplomatie vaccinale trouve ses racines dans les premières guerres entre la France et l'Angleterre. Le médecin britannique Edward Jenner a publié des recherches sur l'utilisation du virus de la variole de la vache (la vaccine) pour endiguer la variole chez l'homme. Dans les années 1800, le vaccin antivariolique fut expédié en France. Comprenant son importance dans les relations internationales, Napoléon accueillit Jenner à l'Institut de France et décréta la construction de services de vaccination dans tout le pays. Durant ces guerres franco-anglaises, les diplomates négociaient des échanges de prisonniers et d'autres conditions. Considérant les vaccins comme une monnaie d'échange, Napoléon souhaita les utiliser dans les négociations. Mais Jenner refusa, écrivant à ses collègues que « *les sciences ne sont jamais en guerre* ».

Au cours de la pandémie de COVID-19, presque tous les chefs d'État m'ont contacté pour me remercier, me demander davantage de doses ou pour se plaindre de ne pas en avoir assez. À plusieurs reprises, mon personnel, bien intentionné, me proposa de trier les appels ou d'en rappeler les destinataires pour moi. Si leur bonne intention me plut, j'avais conscience qu'il était important d'accepter et de répondre en personne à chacun des appels de chefs d'État (les présidents, les rois, les Premiers ministres et les chefs tribaux) et de ministres de la Santé. Ils étaient les représentants de leur population, et par conséquent de nos patients. Sans la moindre exception, ils étaient tous impatients d'avoir des nouvelles du vaccin et de s'inscrire sur la liste d'attente pour l'obtention de ce qui était, à l'origine, un approvisionnement limité.

Comme dans la plupart des familles durant la pandémie, mon fils Mois et ma femme Myriam se partageaient les responsabilités du dîner. Mois adorait participer aux tâches ménagères. Il aimait préparer les repas que nous prenions ensemble, avec par exemple des steaks et des pâtes cuits de manière experte, du poulet au curry et d'autres menus.

Au dîner, je riais à ses commentaires truculents sur certains de ces appels qu'il avait écoutés : « Ce type n'est pas très malin, observait-il. Celui d'hier était plus intelligent. » « Elle ne s'intéressait pas du tout à ce que tu avais à dire. Elle voulait juste pouvoir dire qu'elle t'avait parlé. » « Les antigènes ne les intéressent pas, mais ils ont bien accroché sur les problèmes de température et de stockage frigorifique. » « La vitesse à laquelle se déroulent ces négociations est incroyable. »

Les négociations politiques étant tendues, j'étais ravi d'avoir Mois à mes côtés. Quand il était plus jeune, nous avions écouté ensemble le frère de mon père, mon oncle Into, parler de son frère, qui portait le même nom que Mois, sur un enregistrement audio, car je souhaitais que nous comprenions leur vie et leur histoire. Entre deux appels téléphoniques ou vidéo, il m'arrivait souvent de discuter avec Mois de ce que je comptais dire, lui demandant parfois simplement de le répéter pour que je puisse l'entendre de vive voix. Il me rendait volontiers ce service.

Ma fille Selise resta chez nous une bonne partie de la pandémie, mais elle était impatiente de retrouver ses amis de la résidence universitaire. Comme moi, elle est drôle et a un avis sur tout. Nous partageons également les mêmes ambitions et la même motivation. Nous désirons tous les deux aider les autres. C'est quelqu'un d'incroyablement généreux.

Tandis qu'elle était à la maison, comme beaucoup de ses camarades de classe pendant la pandémie, Selise ressentit l'effervescence et la tension qui régnait chez nous. Sensible à l'énergie de la maisonnée, elle avait parfois du mal à descendre dîner. Mois s'écriait alors : « Je vais manger toutes les frites ! » Cela provoquait généralement du mouvement à l'étage, et elle venait nous rejoindre à table. Une fois avec nous, elle participait aussitôt à la discussion en cours. Mes deux enfants semblaient apprécier qu'il se passe quelque chose d'important pour la société. Trop souvent, je devais quitter la table pour prendre un appel. Trop souvent aussi, selon eux, j'éprouvais le besoin de raconter une de mes blagues. Une blague trop souvent nulle, à les écouter.

À l'automne 2020, les quelques jours précédant et suivant l'annonce de l'efficacité du vaccin, les appels téléphoniques de bureaucrates, d'ambassadeurs et de chefs d'État se multiplièrent. Le nombre de cas de COVID-19 dans le monde approchait les 50 millions. Il m'arrivait aussi fréquemment de discuter avec des dirigeants politiques, que ce soit au téléphone ou en visioconférence. Un chef de gouvernement insista pour que nous nous rencontrions en personne : le Premier ministre d'Albanie, une nation voisine de mon pays d'origine. Il craignait de ne pas pouvoir recevoir de doses parce qu'il n'était pas membre de l'Union européenne. Il me rappela le flux important de personnes entre la Grèce et l'Albanie. Je fus extrêmement touché par sa détermination à aider son peuple. Son attention se concentrait sur les professionnels, en première ligne, sur le terrain. Protégés par des masques et respectant les distanciations physiques, nous sommes parvenus à nous rencontrer à New York. De retour chez lui, il m'envoya une magnifique toile de sa facture.

Quelques jours plus tard, Jonathan Nez, président de la Nation navajo, un territoire semi-autonome au cœur des États-Unis, me parla de la seconde vague qu'ils étaient en train de subir. Il me fit savoir que le Comité de protection des personnes de la tribu appréciait notre approche du consentement éclairé, et que son conseil consultatif préférait travailler avec Pfizer. « Le vaccin va arriver trop tard », me dit-il. Je lui répondis que c'était le gouvernement américain qui gérait la distribution de notre vaccin. Le président navajo s'inquiétait également de la réticence à se faire vacciner au sein des tribus. Il avait prévu de s'adresser à son peuple par visioconférence. Il souhaitait que je me joigne à lui, mais craignait que mon emploi du temps ne soit trop chargé. Je répliquai : « Si vous pensez qu'une heure de mon temps peut sauver ne serait-ce qu'une vie, je serai ravi de me joindre à vous. » Je joignis bientôt le geste à la parole.

Alors qu'il était en visite aux États-Unis, le chef d'État japonais me passa un coup de fil. Il était impatient de discuter des doses que nous avions pu faire parvenir à sa population. Une fois le sujet clos, je lui annonçai que j'aimerais bien l'aider davantage. Je lui proposai donc notre assistance pour les prochains Jeux olympiques, au Japon. Les athlètes et les membres des délégations vivraient à proximité les uns des autres. Je trouvais qu'il serait terrible de devoir reporter les Jeux une seconde fois.

À mes yeux, les Jeux olympiques sont une grande démonstration de démocratie moderne. Par le passé, on interrompait les guerres et les conflits le temps de leur durée. Les Jeux modernes ont vu le jour en 1896, lorsque le baron Pierre de Coubertin, inspiré par l'idéal olympique, décida de fonder le Comité international olympique (CIO). Aujourd'hui, les Jeux olympiques rassemblent des individus du monde entier dans une célébration de notre humanité connectée. Je redoutais sérieusement que l'annulation des Olympiades devienne le signe que le virus l'avait emporté, qu'il avait vaincu notre civilisation mondiale.

Après m'être entretenu avec le Premier ministre japonais, j'appelai le CIO pour lui proposer notre aide. J'annonçai à Thomas Bach, président du Comité, que nous souhaitions les aider à vacciner les athlètes et leurs délégations. Le nombre de doses nécessaires n'était guère conséquent. La logistique, en revanche, était plus significative. En mai 2021, on annonça la signature d'un protocole d'accord avec le CIO pour qu'il fasse don de doses de notre vaccin contre la COVID-19 afin de participer à la vaccination des athlètes et de leurs délégations, aussi bien aux Jeux olympiques traditionnels qu'aux Jeux paralympiques qui se dérouleraient à la fin de l'été 2021. « Ce don de vaccins est un outil supplémentaire dans notre série de mesures nous permettant de rendre les Jeux olympiques et paralympiques de Tokyo plus sûrs pour tous les participants, et de faire preuve de solidarité envers nos charmants hôtes japonais », déclara le président du CIO Thomas Bach.

C'était une victoire importante et symbolique pour la science et l'humanité. Plus tard, le président Bach m'invita non seulement à assister à la cérémonie d'ouverture des Jeux olympiques, mais aussi, à ma grande surprise, à participer au relais de la flamme olympique. J'en fus à la fois honoré et touché. Malheureusement, en raison des restrictions accrues dues à la COVID-19, je n'ai pu porter la flamme, mais j'ai assisté à la cérémonie d'ouverture, et ce fut l'un des grands moments de mon existence. De plus, le président Bach eut la gentillesse de m'offrir une torche, que j'ai fièrement rapportée chez moi.

De temps à autre, des dirigeants éclairés regardaient au-delà de la crise pour exprimer leur intérêt pour la science : « Comment nos plus brillants scientifiques peuvent-ils collaborer avec les vôtres, de sorte que nous puissions mieux nous préparer à la prochaine crise ? »

Le Premier Ministre britannique Boris Johnson était l'un d'eux. Malheureusement, au cours de nos discussions, nous avons failli créer un incident international. Je m'entretins avec le Premier Ministre le 14 janvier 2021, en début de soirée, heure de Londres. Premier pays à avoir homologué notre vaccin, le Royaume-Uni avait déjà vacciné

2,5 millions de personnes et avait 40 millions de doses en commande. Il souhaitait augmenter ce nombre. « Nous sommes en train de perdre nos anciens », nous expliqua-t-il.

Au Royaume-Uni, ils disposaient du personnel et du système de santé pour les vacciner. Ils prévoyaient d'avancer trois millions de doses de février 2021 à janvier. S'il restait des doses à Pfizer, ils étaient prêts à les utiliser. De mon point de vue, malgré une pression énorme, le Royaume-Uni faisait un travail exceptionnel. Un nouveau variant originaire d'Inde, que nous appellerions plus tard « variant Delta », faisait également son apparition, créant de nouvelles inquiétudes. Mikael Dolsten assura au Premier Ministre que nous suivions de près ce variant et que nous pensions que notre vaccin était efficace contre lui. M'appuyant sur les connaissances dont nous disposions, je m'engageai à répondre favorablement à sa demande de doses supplémentaires. À la fin de l'appel, quelqu'un prit en photo l'écran de la visioconférence, et le Premier Ministre la posta plus tard sur LinkedIn. Il nous promit de demander aux Britanniques d'applaudir Pfizer dans la soirée. Mon équipe et moi sommes sortis de cette réunion, emplis de fierté.

Plus tard dans la journée, cependant, j'appris que notre équipe ne pensait pas pouvoir tenir ma promesse. Un membre de l'équipe avait commis une erreur malencontreuse, et, après avoir recompté les doses disponibles, s'était aperçu que nous n'avions pas trois millions de doses, à moins de les prendre à quelqu'un d'autre, ce qui, bien sûr, ne serait ni juste ni éthique. Très mal à l'aise, je rappelai aussitôt le Premier Ministre. Il se montra courtois, mais nous fit comprendre que la nouvelle était difficile à encaisser ; le pays dépendait des doses pour atteindre les objectifs fixés. Je lui promis que nous travaillerions tout le week-end pour chercher un moyen d'augmenter le nombre de doses prévues. J'avais pris un engagement personnel, et, sur cette base, le Premier Ministre britannique avait fait une promesse à la population de son pays. Il m'était impossible de faire machine arrière. J'étais lié par l'honneur.

Notre équipe dut revoir sa copie. Elle finit par identifier un surplus de doses généré par la lenteur du gouvernement américain à distribuer des doses au mois de janvier, durant les dernières semaines de l'administration Trump. Or, il était interdit d'exporter les doses fabriquées aux États-Unis et soumises à la DPA. Heureusement, ces excédents avaient été produits dans notre usine européenne, avant d'être expédiés aux États-Unis. Rien ne nous interdisait d'exporter des vaccins qui n'avaient pas été fabriqués aux États-Unis. À l'époque, le Royaume-Uni était le seul pays à vacciner si vite que la demande en vaccins dépassait l'offre. Nous avons donc mis en place un plan pour répondre à ses besoins, l'avons étudié attentivem :nt et avons donné le feu vert pour y expédier ces doses.

Nous avons programmé un appel avec le Premier Ministre dans la matinée du lundi, 18 janvier 2021, le Martin Luther King Day. Je lui annonçai que nous avions de bonnes nouvelles. Assumant ma responsabilité, je lui présentai mes excuses pour les tracas que nous lui avions causés. Il apprécia notre transparence et notre effort. Il nous remercia tous, ajouta qu'il avait fait des recherches sur l'ARNm et m'avoua qu'il était convaincu que c'était l'une des technologies d'avenir les plus importantes. C'était un sujet sur lequel il souhaitait travailler avec Pfizer à tous les niveaux afin de mieux pouvoir protéger nos populations à l'avenir, et être en mesure d'inverser rapidement la tendance en cas d'apparition de nouveaux variants. « J'espère que nos équipes pourront faire avancer les choses. »

Mais pour nous, ce que j'espérais pouvoir mettre en place était un ensemble de valeurs très importantes à mes yeux. Prendre ses responsabilités. Rendre des comptes. Ne pas tenter de se cacher. Trouver un moyen de réparer ses erreurs et présenter directement ses excuses. Expliquer ce que l'on a appris.

Comme le Royaume-Uni, le Canada bénéficiait d'un très faible taux de réticence à la vaccination et faisait pression pour obtenir plus de doses, plus rapidement. Le Premier ministre Justin Trudeau redoutait de voir son pays passer après ceux de l'Union européenne. Je lui garantis qu'il était bien placé, mais reconnus également que nos négociations avec l'Europe étaient aussi importantes pour lui que pour moi, car notre site de Puurs, en Belgique, était un élément essentiel de la solution, et nous ne pouvions pas nous permettre de contrarier l'Europe, au risque de les voir interdire toute exportation. L'administration Bush avait déjà menacé de réserver l'ensemble de la production américaine pour les besoins du pays. Le Canada obtiendrait plus que prévu, mais pas dans l'immédiat.

Les jours qui suivirent, j'eus des discussions constructives avec le président du Mexique et d'autres chefs d'États d'Amérique latine. Tous étaient confrontés au double défi d'une crise sanitaire et économique. Ils estimaient devoir d'abord s'occuper de la santé. Notre conversation avec les dirigeants brésiliens, dont le président Bolsonaro, fut déchirante. Le pays avait mis du temps à commander des doses, car il avait tout d'abord préféré les vaccins russes et chinois. Cette apathie et ces erreurs étaient à l'origine de nombreux problèmes politiques pour eux, et, pire : leur population mourait.

Le 20 janvier 2021, lors de sa première apparition en tant que nouveau président, Joe Biden interrompit son discours inaugural pour adresser une prière à toutes les victimes de la pandémie. « Mettons de côté la politique et faisons enfin face à cette pandémie comme une seule nation », enjoignit-il à ceux qui l'écoutaient dans le monde entier.

En avril, alors que les vaccinés étaient de plus en plus nombreux, je me rendis à notre site de production de Puurs, en Belgique, afin de faire visiter les installations à la présidente de la Commission, Ursula von der Leyen, et au Premier ministre belge,

Alexander De Croo. C'est la première fois que j'eus le plaisir de rencontrer en personne Özlem Türeci, scientifique brillante et cofondatrice de BioNTech avec son mari Uğur. Je compris rapidement que nous avions des personnalités très semblables. Mon équipe fut impressionnée non seulement par son éloquence, mais aussi par son caractère chaleureux.

Au cours de notre visite, on nous a présenté une équipe de collègues qui se tenaient devant une grande frise chronologique du travail que nous avions accompli en commun. C'était très émouvant. Je les remerciai du fond du cœur. Özlem expliqua que la société BioNTech nous était très reconnaissante d'avoir un partenaire avec lequel elle travaillait si bien et qui permettait de donner vie à ses découvertes. Je lui répondis que le partenariat Pfizer-BioNTech était « non seulement une affaire de science et de compétences, mais surtout une question de valeurs communes au service des patients ». Plus tard dans la journée, Özlem et moi avons expliqué à la présidente von der Leyen et au Premier ministre De Croo notre approche de la sélection des vaccins candidats, en donnant la priorité à l'innocuité et à l'immunogénicité. Compte tenu des différents variants apparus au Royaume-Uni, en Afrique du Sud, au Brésil et ailleurs, notre méthode s'était révélée pertinente. Mon message était simple : le pouvoir de la science, la nécessité d'un secteur privé dynamique et la collaboration à tous les niveaux, y compris avec les gouvernements.

Dans notre usine de Puurs, la présidente von der Leyen fit remarquer que cet endroit était un symbole de l'équité et de l'ouverture de l'Union européenne. L'Europe, poursuivit-elle, produisait des vaccins non seulement pour les Européens, mais aussi pour les citoyens du monde entier. Depuis le mois de décembre, l'UE avait exporté plus de 155 millions de doses de vaccin vers plus de 87 pays dans le monde.

« Nous sommes la pharmacie du monde ! s'exclama-t-elle. Et nous, les Européens, sommes fiers et invitons les autres à nous rejoindre. Parce que nous le savons tous : personne ne sera en sécurité tant que nous ne le serons pas tous. » Elle remercia les fournisseurs robustes et fiables de l'UE comme BioNTech-Pfizer. « En effet, le principal vaccin employé à ce jour au sein de l'Union européenne est celui produit ici même, à Puurs, en Belgique, une véritable place forte du vaccin. Et grâce aux efforts considérables de BioNTech-Pfizer et à l'accélération de ses livraisons, je suis désormais certaine que nous disposerons de doses suffisantes pour vacciner 70 % de la population adulte de l'Union européenne dès le mois de juillet. Et cette technologie pionnière que nous voyons ici nous y aidera. »

La présidente souligna dans son discours que Pfizer et BioNTech avaient tenu leurs promesses, et que, pour cette raison, la Commission européenne allait passer la plus grosse commande de vaccins jamais réalisée : jusqu'à 1,8 milliard de doses.

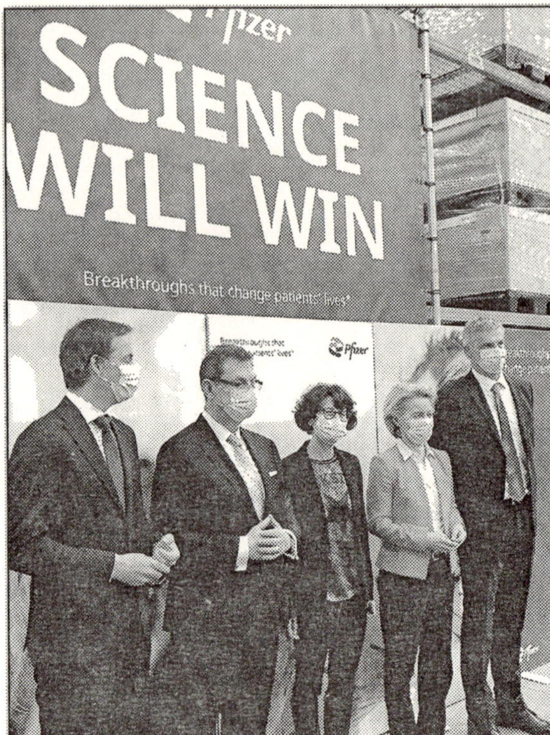

Luc Van Steenwinkel, directeur du site de Puurs, Albert Bourla, directeur général de Pfizer, le Dr Özlem Türeci, cofondatrice de BioNTech, Ursula von der Leyen, présidente de la Commission européenne, et le Premier ministre belge Alexander De Croo lors d'une visite de l'usine de fabrication de vaccins Pfizer contre la COVID-19, à Puurs, en Belgique (23 avril 2021).

En ce qui concerne Israël, nous avons eu une approche très différente, qui mérite un chapitre à part entière.

– 10 –

Une lueur d'espoir

« *L'espoir est le seul bien commun à tous les hommes. Même ceux qui n'ont plus rien ont encore de l'espoir.* »

Thalès de Milet, 620-546 av. J.-C.

Quand nous avons commencé à livrer les premiers vaccins aux populations du monde entier, l'enthousiasme était grand. Toutefois, ensuite, la réalité se rappela au bon souvenir de chacun. J'avais annoncé à tout le monde que le vaccin pourrait arriver en octobre 2020, mais il s'avérait que très peu de monde, à part moi, y avait cru. D'évidence, la machine à vacciner n'était pas prête. Il y avait peu de pays dans lesquels les autorités sanitaires étaient vraiment en mesure d'administrer les doses déjà disponibles. Au début, il y avait plus de doses disponibles qu'elles ne pouvaient en distribuer. Et lorsque les taux de vaccination ont commencé à augmenter, la production n'a pas su répondre à la demande et est devenue un goulot d'étranglement. Je me suis aperçu qu'il faudrait beaucoup de temps pour que suffisamment de personnes se fassent vacciner afin de pouvoir constater des résultats tangibles et mesurables. L'espoir suscité par les premières vaccinations s'est rapidement estompé, la vie des gens demeurant identique au quotidien. Il nous fallait un exemple pour montrer au monde entier que l'espoir était réel. L'idée était de sélectionner un pays qui, s'il bénéficiait d'un approvisionnement ininterrompu, pourrait vacciner de manière rapide jusqu'à l'immunité de groupe et confirmer l'impact du produit sur les indices sanitaire et économique. Dans l'idéal, il fallait un pays relativement petit, que son système de santé réponde à des critères élevés et qu'il dispose d'une bonne informatisation des dossiers médicaux.

Benyamin (Bibi) Netanyahou, le Premier ministre d'Israël de l'époque, fut l'un des premiers à m'appeler pour plaider en faveur de livraisons plus rapides dans son pays. Notre première conversation fut très décontractée. Il me révéla que c'était Kyriákos Mitsotákis, le Premier ministre grec – apparemment très fier de moi –, qui lui avait appris que j'étais un Juif grec. Au fil de notre discussion, je lui confiai que Mikael Dolsten, notre directeur de recherche, était un Juif suédois qui, durant ses études de médecine, avait obtenu une bourse de recherche à l'institut Weizmann, un établissement scientifique israélien des plus réputé. « Ah, maintenant, j'en veux vraiment à nos gars du renseignement, rétorqua le Premier ministre, sans chercher à dissimuler son amusement. Ils ne me l'ont pas dit non plus ! »

Pensant que cela ne changerait rien à la discussion, je lui demandai sur le ton de la plaisanterie de laisser tomber, car je n'avais aucune envie de me fâcher avec le Mossad. Après cette introduction, il commença à insister pour que nous livrions Israël plus rapidement. Comme avec tous les autres chefs d'État, je lui expliquai la situation et lui demandai de se montrer un peu patient, lui promettant de faire au mieux. Netanyahou connaissait beaucoup de détails techniques sur le virus et les différents vaccins, et il fut le premier dirigeant à me parler d'immunité collective. Ses connaissances et son style direct attirèrent mon attention, et je commençai à me demander si Israël ne pouvait pas devenir le pays capable de démontrer les avantages d'une vaccination généralisée. J'appelai le Dr Luis Jodar, notre coriace directeur médical responsable des vaccins, quelqu'un de très engagé envers ses patients. Lorsque je lui posai la question, il se montra très enthousiaste. Israël avait la taille adéquate et des frontières étroitement surveillées. Le pays disposait d'un excellent système de santé, 98 % de ses citoyens bénéficiant d'un dossier médical informatisé, mais faisait également face à une situation très difficile, le nombre de cas de COVID-19 étant relativement élevé. En Israël, les soins de santé sont universels, l'État finançant l'un des quatre systèmes d'assurance maladie. L'ensemble des résidents israéliens ont un numéro d'identification unique qui permet de rassembler les données les concernant dans la base de données nationale des dossiers médicaux. Je demandai à Luis d'inclure Israël à la liste des pays candidats et de calculer le nombre de doses nécessaires pour obtenir une immunité collective.

Deux jours plus tard, je reçus un nouvel appel du Premier ministre Netanyahou. Je fus surpris, car cela me paraissait trop tôt, et il n'avait même pas pris la peine de programmer ce coup de téléphone avec mon secrétariat. Il m'appelait à l'improviste. Il porta à mon attention certaines questions juridiques liées à nos négociations pour la livraison du vaccin. N'étant pas au courant des détails, je lui promis de revenir vers lui. Notre directeur juridique et proche conseiller Doug Lankler m'expliqua ce qui le préoccupait, et je rappelai Netanyahou. Quelques heures plus tard, il me rappela. Ron Dermer, ambassadeur d'Israël aux États-Unis, était déjà en ligne avec le conseiller à la sécurité nationale d'Israël. Consultant ma montre, je calculai l'heure qu'il était en Israël. Je fus choqué :

« Monsieur le Premier ministre, il est 2 h 30 du matin !

– Ne vous inquiétez pas pour ça. Je n'ai pas besoin de beaucoup de sommeil, me répondit-il. Écoutez, Albert, si nous laissons les avocats s'en occuper, nous n'y arriverons jamais. Je vais demander à mes conseillers juridiques de rejoindre notre conversation. Pourriez-vous en faire autant ? »

Je me sentis un peu mal à l'aise, mais intrigué, aussi, par sa détermination et son ton pressant. Je demandai à Doug de se joindre à notre conversation, et Netanyahou fit appel à deux avocats. Je pense qu'ils travaillaient pour un cabinet juridique américain représentant l'État d'Israël. Au cours de la discussion qui suivit, je fus impressionné par l'ambassadeur Dermer, qui eut de brillantes idées. Vers trois heures du matin, heure d'Israël, nous avions trouvé une solution à la plupart des problèmes, et seuls certains restaient ouverts. Pour ceux-là, nous avons convenu que nos équipes juridiques chercheraient des issues dans la matinée. Quelques jours plus tard, nous avons signé un contrat initial, et je crus que c'était la dernière fois que j'entendrais parler de Bibi.

Entre-temps, Luis avait calculé le nombre de doses qu'il nous faudrait pour qu'Israël atteigne l'immunité collective, et je ne cessais de consulter la liste des pays qui répondaient aux critères d'une étude observationnelle. Dans lequel d'entre eux pourrait-on la mettre en œuvre le plus rapidement possible et dans les meilleures conditions qui soient ? Israël se trouvait en haut de la liste, mais il y avait un problème. Si ce pays était sélectionné, tout le monde s'imaginerait que ce serait lié à mes origines juives. J'envisageai de faire appel à notre bureau en Israël pour répondre à certaines de mes interrogations sur leur programme de vaccination quand, soudain, mon téléphone sonna. C'était Netanyahou. Dermer était également en ligne. Il évoqua la nécessité de recevoir davantage de doses, la situation dans son pays étant des plus mauvaises. Je lui expliquai que c'était malheureusement une réalité dans le monde entier puis l'interrogeai sur le programme de vaccination du pays.

Je fus de nouveau impressionné par sa connaissance des détails. Il nous parla des hôpitaux, de son intention de déployer l'armée, du concept de « passeport vert », et des idées pour remédier à la réticence à se faire vacciner. Il était vraiment au courant de tout.

Comprenant l'importance de tous ces éléments pour moi, Dermer commença à vanter les qualités d'Israël en temps de crise : « Notre société a appris à vivre sous les menaces permanentes. Autant nous sommes libres en temps de paix, autant nous pouvons nous montrer disciplinés en temps de crise. » Netanyahou a continué sur la même note en vantant les qualités d'Israël.

Le lendemain, je parlai à Mikael, Luis et Doug de la possibilité de choisir Israël pour montrer au monde entier ce dont notre vaccin était capable. Nous sommes tous convenus qu'Israël pourrait être le pays idéal pour cette démonstration.

« Vous savez, tout le monde va croire que nous avons choisi Israël parce que nous sommes Juifs, écrivis-je à Mikael dans un SMS.

– Je le sais, mais c'est le meilleur choix possible », me répondit-il.

J'envisageai d'appeler le Premier ministre pour discuter de la possibilité d'une collaboration destinée à la recherche de preuves empiriques à partir de données d'observation ni randomisées ni contrôlées. Nous fournirions les doses dans le cadre de l'accord d'approvisionnement en vaccins précédemment négocié, et, en contrepartie, Israël s'engagerait à agir très rapidement et à publier les données concernant l'efficacité du vaccin en conditions réelles. Naturellement, il appela dès le lendemain, sans même me laisser l'occasion de le contacter. Je lui soumis l'idée d'une telle collaboration. Une grosse semaine plus tard, on signa un accord de collaboration avec le ministère de la Santé et mit en place un comité de pilotage composé d'épidémiologistes d'Israël, de chez Pfizer et de l'université de Harvard.

Bientôt, l'exemple d'Israël permettrait d'informer et d'inspirer le reste du monde.

Début mars 2021, nous étions prêts à publier les résultats intermédiaires de la campagne de vaccination israélienne. Je voulais être sur place le 11 mars, car ce serait le premier anniversaire de la proclamation par l'OMS du statut de pandémie de la COVID-19. J'avais prévu de visiter les pays de la région dont Israël, mais plusieurs obstacles se dressèrent sur mon chemin. Dont le prochain scrutin israélien. Les élections législatives étaient âprement disputées, et la presse eut bientôt vent de l'éventualité de ma visite avant le vote, ce qui donna lieu à la diffusion de quelques reportages par les médias du pays. En raison de l'histoire de ma famille, qui avait échappé de justesse à l'Holocauste, et du succès de Pfizer avec son vaccin, je devins une personne très médiatisée. De nombreux individus me contactèrent pour me prodiguer des conseils. La moitié d'entre eux me recommanda de ne pas y aller pour éviter d'interférer avec le processus électoral. L'autre moitié insista pour que j'y aille.

L'autre obstacle concernait ma propre vaccination. C'était devenu pour moi un véritable cas de conscience.

D'un côté, j'avais hâte de montrer que le directeur général de Pfizer ne manifestait pas la moindre hésitation à se faire vacciner parce qu'il avait confiance dans son produit, mais, de l'autre côté, je n'avais aucune envie de passer devant ceux qui en avaient le plus besoin. Chez eux, le taux de réticence à se faire vacciner était faible. Les premiers jours de disponibilité du vaccin, les files d'attente étaient interminables. La demande étant forte, et les États encore en train de réfléchir à la logistique, je décidai d'attendre mon tour. Sans user du moindre privilège. Ma situation était cependant perturbante, car je souhaitais faire ce qui était le plus juste. Nous avons longuement débattu de cette question. Nous avons étudié les résultats d'enquêtes d'opinion qui montraient que les patients souhaitaient voir leurs médecins et autres responsables de santé se faire vacciner, ce qui les rassurerait sur l'innocuité du produit. Toutefois, si je me faisais vacciner, je voulais que ce soit également le cas de mon équipe et de l'ensemble de nos employés. Je préférai attendre que ma vaccination puisse encourager plus tard les plus réticents.

Néanmoins, durant nos conversations téléphoniques, Netanyahou me demanda à plusieurs reprises si j'étais vacciné. Israël avançait très rapidement, et il m'apprit que les électeurs ne cessaient de lui poser la question. J'étais conscient qu'il se souciait aussi beaucoup de moi. Durant cette période difficile où nous collaborions de façon étroite pour trouver des solutions à une pandémie dévastatrice, nous sommes devenus très proches et avons partagé nombre d'histoires personnelles. Comme nous

nous appelions généralement en fin de soirée, heure d'Israël, il me racontait ses journées difficiles ou me parlait de sa famille, et j'en faisais autant. « Vous allez me prendre pour une mère juive, mais il faut que vous vous fassiez vacciner », insista le Premier ministre. C'est alors que sa femme, la première dame d'Israël, se pencha vers lui. « Ma femme, qui est assise à côté de moi, demande quand vous envisagez de vous faire vacciner. Que dois-je lui répondre ? » ajouta-t-il. Il évoqua même son armée, m'expliquant que dans l'armée israélienne, les commandants se faisaient toujours vacciner en premier.

Mi-février, je finis par recevoir ma première dose, puis la deuxième, comme prévu, vingt et un jours plus tard. Toutefois, à l'approche du 11 mars, il devint évident que je ne remplirais pas les conditions pour entrer dans le pays. D'après les règles du « passeport vert » ayant cours en Israël, les voyageurs étaient autorisés à s'y rendre une semaine après avoir reçu leur deuxième dose de vaccin. Les dates ne correspondraient pas, et je ne serais donc pas autorisé à entrer.

Aussi ne me suis-je pas rendu en Israël. Cela en a déçu beaucoup. Beaucoup d'autres ont été ravis, ma visite étant susceptible d'envoyer un message politique en pleine période électorale. J'espérais qu'elle aurait pu contribuer à faire passer le message clair que tout pays, à l'image d'Israël, pouvait vaincre la pandémie en prenant de bonnes décisions en matière de santé publique. Mais nous sommes parvenus à atteindre cet objectif sans qu'il soit nécessaire que je me rende sur place.

Plusieurs mois après le début de la campagne de vaccination israélienne, Luis et d'autres partagèrent les résultats de l'étude dans un article pour *The Lancet* (une revue scientifique réputée). Grâce aux données de surveillance des quatre premiers mois de la campagne nationale de vaccination, nous avons analysé les cas de COVID-19 confirmés ainsi que le taux de vaccination chez les Israéliens de 16 ans et plus. Israël a une population de 9,3 millions d'habitants, dont 6,5 millions en âge de se faire vacciner. La campagne de vaccination nationale concerna tout d'abord les personnels de santé, les résidents des établissements médico-sociaux, les individus immunodéprimés et les personnes âgées. La vaccination fut ensuite étendue à des groupes d'âge plus jeunes, et, le 4 février 2021, toute personne de 16 ans ou plus devint éligible à la vaccination. À un moment, plus de 220 000 personnes se faisaient vacciner chaque jour, ce qui correspondait à environ huit millions de personnes aux États-Unis. Moins de trois mois plus tard, le 11 mars 2021, premier anniversaire de la déclaration de pandémie par l'OMS, le ministère israélien de la Santé publia des données qui montraient une efficacité de plus de 97 % pour les cas symptomatiques, et de 94 % pour les cas asymptomatiques.

Deux jours plus tard, le *Financial Times* rapporta : *« Pour saluer la fin du confinement, les Israéliens lèvent leur verre à Pfizer. » L'chaim*[4] Pfizer. Israël avait levé son

4. « À la vie » en hébreu, plus couramment employé comme « Santé » ou « À la vôtre ».

confinement, et le monde reprenait espoir dans une proche libération. À la mi-avril, plus de dix millions de doses du vaccin avaient été administrées. Environ 70 % des Israéliens de 16 ans et plus avaient reçu leurs deux doses, et 90 % des 65 ans et plus. Le nombre de cas avait brusquement chuté.

Ce printemps-là, dans les reportages sur la Pâque juive et Pâques, on put voir des foules impressionnantes à Jérusalem pour commémorer le Vendredi saint. Il y avait tant de monde que l'on aurait pu croire qu'il n'y avait jamais eu de pandémie. Un prêtre catholique déclara que c'était une sorte de miracle. Dans la ville sainte, les fêtes de Pâques 2021 furent nettement plus radieuses que celles de l'année précédente. Le ministre de la Santé israélien continuait d'organiser et de diriger la campagne de vaccination nationale.

Les rapports empiriques étaient réconfortants, et les preuves épidémiologiques historiques. D'après l'article paru dans *The Lancet* :

« *Israël offre une occasion unique d'observer l'impact que peut avoir sur la transmission du SARS-CoV-2 un pourcentage rapidement croissant d'une population présentant une immunité attribuable au vaccin. La transmission du SARS-CoV-2 devrait se poursuivre jusqu'à ce que la proportion de la population immunisée dépasse un seuil d'immunité collective estimé à au moins 60 %, bien que l'apparition de variants du SARS-CoV-2 plus contagieux puisse entraîner des seuils d'immunité collective plus élevés. Ce seuil pourrait cependant ne jamais être atteint sans la vaccination de certains jeunes de moins de 16 ans. En outre, la durée de l'immunité contre le SARS-CoV-2, qu'elle soit due à l'infection ou à la vaccination, n'est pas connue, et cet objectif pourrait être compromis en raison de l'apparition de nouveaux variants du SARS-CoV-2 si ces derniers venaient à se révéler moins sensibles à la réponse immunitaire actuelle due au vaccin, et s'ils devaient se diffuser largement. D'autres études seront nécessaires pour surveiller le niveau d'immunité de la population, identifier ce qui perturbe la transmission virale, détecter et évaluer les effets des nouveaux variants.* »

Par ailleurs, le ministre israélien de la Santé publia, dans *The Lancet*, une étude démontrant qu'un pays dont la population est environ 35 fois inférieure à celle des États-Unis avait évité 158 665 infections, 24 597 hospitalisations et 5 533 décès au cours des cent douze premiers jours d'utilisation du vaccin Pfizer-BioNTech. Ce qui équivaut, en cent douze jours seulement, à plus de 193 000 décès en moins dans un pays de la taille des États-Unis. Cela correspond à la population d'une ville américaine de taille moyenne. Je tweetai à la mi-mai : « *Bien qu'il faille rester prudent dans l'extrapolation à d'autres pays, ces résultats observationnels démontrent l'impact que nous avons dans la réduction de la douleur humaine.* »

Dans le même temps, aux États-Unis, les CDC citèrent l'exemple israélien pour rassurer les Américains. Les CDC rapportèrent que les données provenant d'Israël suggéraient que les personnes ayant bénéficié du vaccin Pfizer-BioNTech et qui avaient contracté la COVID-19 avaient une charge virale quatre fois plus faible que celles qui n'étaient pas vaccinées. « *Cette observation peut signifier une réduction de la contagiosité, car la charge virale a été identifiée comme un facteur clé de transmission. L'efficacité élevée (92 %) contre l'infection du vaccin Pfizer-BioNTech,* ajoutèrent les CDC, *a été observée en Israël dans un contexte où circulaient de nombreuses souches.* »

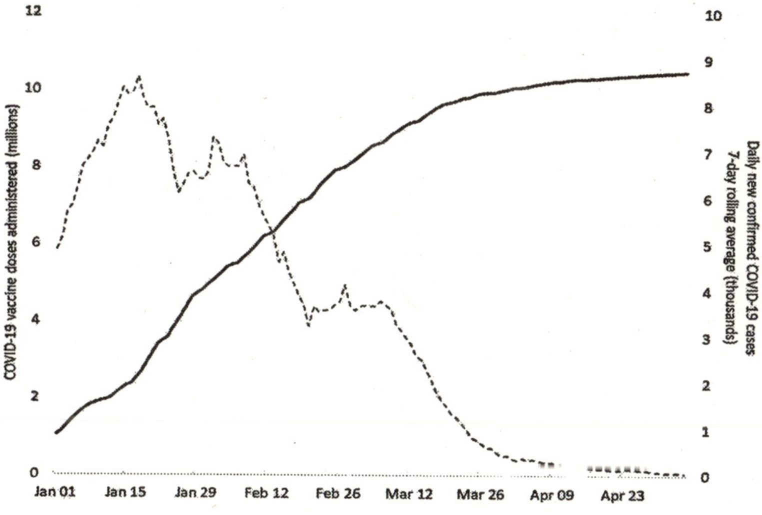

Données de l'étude du printemps 2021 sur les taux de vaccination israéliens par rapport au nombre de cas de COVID-19.
Adapté de Hannah Ritchie, Esteban Ortiz-Ospina, Diana Beltekian, Édouard Mathieu, Joe Hasell, Bobbie Macdonald, Charlie Giattino, Cameron Appel, Lucas Rodés-Guirao et Max Roser (2020) – "Coronavirus Pandemic (COVID-19)". *Publié en ligne sur OurWorldInData.org. Disponible sur https://ourworldindata.org/coronavirus ; sous licence CC BY 4.0.*

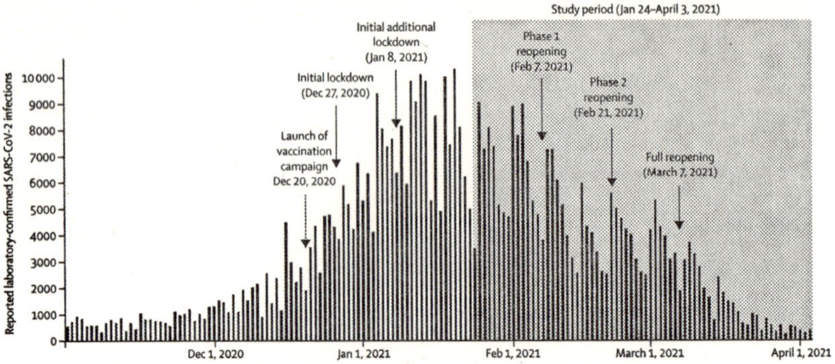

Infections quotidiennes au SARS-CoV-2 confirmées en laboratoire en Israël (du 1er novembre 2020 au 3 avril 2021).
Reproduit à partir de The Lancet, *Vol. 397, Haas, E. et al. Impact et efficacité du vaccin à ARNm BNT162b2 contre les infections par le SARS-CoV-2, les cas de COVID-19, les hospitalisations et les décès à la suite de la campagne nationale de vaccination en Israël : une étude observationnelle s'appuyant sur les données de surveillance nationales, page 1819, copyright 2021, avec l'autorisation d'Elsevier.*

Parmi tous les sujets abordés avec le Premier ministre, une anecdote m'est restée en mémoire. Au début de nos discussions, il m'avait félicité pour le succès du vaccin. Dans ces cas-là, je corrigeais toujours les chefs d'État. « En fait, ce sont les personnes formidables avec lesquelles j'ai travaillé chez Pfizer qui ont rendu cela possible, déclarai-je au Premier ministre. C'était un travail d'équipe. » Il m'écouta avec attention, avant de me raconter une histoire.

Au début de son service militaire, Netanyahou avait obtenu son diplôme et s'était vu confier le commandement d'un petit régiment. Il était en concurrence avec un autre officier, à qui, avait-il remarqué, on confiait des soldats plus grands, plus costauds, plus impressionnants. Mais à lui, on avait assigné des combattants au physique moins imposant. Plus tard, il s'était plaint auprès de son frère Yonatan, un commandant plus âgé et plus aguerri :

« Regarde ce qui m'arrive, ils ne m'ont pas donné les bons soldats.

– Bibi, lui avait répondu Yonatan, souviens-toi : il n'y a ni bons ni mauvais soldats. Il n'y a que des bons et des mauvais commandants. »

Le frère du Premier ministre, officier supérieur dans les forces spéciales, fut tué au combat à l'aéroport d'Entebbe, en Ouganda, en 1976, à l'âge de 30 ans, pendant une opération de libération d'otages.

Après une lutte électorale aussi longue qu'amère, Netanyahou fut remplacé le 13 juin 2021 au poste de Premier ministre par Naftali Bennett, son ancien chef de cabinet. Ce dernier forma un gouvernement de coalition composé de partis issus de tout l'éventail politique qui s'opposait à Netanyahou pour diverses raisons. Mais il apparut très clairement dès le départ qu'en ce qui concernait la lutte contre le virus, il n'y avait pratiquement aucune différence entre le nouveau gouvernement et l'ancien. Je repris le dialogue avec Bennett là où je l'avais laissé avec Netanyahou. Et nos scientifiques et chercheurs continuèrent à collaborer comme si rien ne s'était passé. Même si les principaux ministres avaient changé à l'arrivée du nouveau gouvernement, il y eut une remarquable continuité entre les équipes successives qui travaillaient directement avec Pfizer sur notre important projet.

Le début de ma relation personnelle avec Bennett remonte au mois de juin, environ deux semaines après sa prise de fonction. Israël disposant d'un certain nombre de doses dont la date de péremption approchait, il nous demanda de faciliter leur expédition vers un autre pays pour qu'elles puissent être injectées au plus vite. L'idée initiale avait été de remettre ces doses à l'Autorité palestinienne, mais, au dernier moment, les Palestiniens les avaient refusées. Il était donc devenu urgent de résoudre ce problème. Les défis à relever étaient nombreux, mais nous étions d'accord qu'il serait pire que tout de laisser se perdre des doses susceptibles de sauver des vies à cause de problèmes techniques ou bureaucratiques. Les jours suivants, nous avons échangé des SMS et nous sommes entretenus quotidiennement au téléphone jusqu'à ce qu'un accord soit finalement conclu entre Israël et la Corée du Sud, et que Pfizer accepte de faciliter l'acheminement des doses en question. Bennett m'appelait et m'envoyait régulièrement des SMS pour discuter des progrès réalisés.

Notre collaboration avec Israël devint l'outil scientifique le plus fiable au monde pour évaluer l'innocuité et l'efficacité de notre vaccin, ainsi que l'impact des programmes de vaccination sur les indices sanitaires et socio-économiques d'un pays. Tous les mardis, les scientifiques israéliens partageaient avec nos spécialistes des données hebdomadaires analysées sous toutes les coutures. Grâce au taux de vaccination élevé d'Israël, à la remarquable informatisation de son système médical et à son vaste programme de dépistage, nous avons pu nous faire une idée très précise des performances de notre vaccin et observer les moindres changements en temps réel. Les résultats furent incroyables, et Israël put rouvrir totalement son économie et lever la plupart des restrictions tout en se contentant d'un nombre très faible de cas, principalement au sein de la population non vaccinée. Toutefois, les Israéliens continuèrent à faire des tests de dépistage de la COVID-19, à surveiller l'évolution de la maladie chez ses ressortissants, et à nous communiquer leurs données, comme nous en étions convenus à la signature de notre accord de collaboration.

À la fin du mois de juin, nous avons commencé à remarquer une augmentation rapide du nombre de cas dans l'ensemble du pays. Grâce à notre étroite collaboration et à l'excellent système que nous avions mis en place, nous avons été en mesure de déterminer rapidement si les cas concernaient des personnes non vaccinées ou s'il s'agissait d'infections survenues sous prophylaxie (c'est-à-dire chez les personnes vaccinées), et, dans ce dernier cas, de prendre connaissance des caractéristiques personnelles des personnes infectées, qu'elles soient symptomatiques ou non. Ce point était essentiel. La hausse des infections était due à l'apparition du variant Delta, plus contagieux, et nous avons rapidement dû déterminer si la hausse des cas était le résultat d'un manque d'efficacité du vaccin contre ce variant, ou de sa perte progressive d'efficacité au fil du temps. Cela aurait des conséquences cruciales non seulement pour Israël, mais aussi pour le reste du monde, car, si la première hypothèse se vérifiait, il nous faudrait immédiatement mettre au point un nouveau vaccin sur mesure pour contrer le variant Delta. Notre analyse révéla que l'efficacité du vaccin diminuait avec le temps, et plus particulièrement chez les individus vaccinés en grand nombre depuis décembre. Cependant, chez les personnes vaccinées récemment, le vaccin se révélait très efficace pour empêcher aussi bien les infections que les cas graves dus au variant Delta.

Au début, la baisse d'efficacité n'entraîna qu'une faible hausse des infections et des cas bénins. Malheureusement, au fur et à mesure que le temps passait et que le nombre de personnes réinfectées augmentait, le taux d'hospitalisations et de cas graves commença lui aussi à croître chez les populations les plus vulnérables qui avaient été vaccinées en premier, ce qui rendait encore plus urgente la question de savoir si un rappel était nécessaire. Les études permettant d'évaluer la pertinence d'une dose supplémentaire étaient en cours, et les premiers résultats étaient très positifs, tant en matière d'innocuité que d'efficacité.

Face aux données en provenance d'Israël concernant l'affaiblissement de l'immunité, qui débute environ six mois après la deuxième dose, je compris qu'il était de notre devoir moral de diffuser ces informations le plus largement possible. Nous nous étions promis de toujours faire preuve de transparence et avons tenu cette promesse tout au long de la pandémie. Cela nous permit d'instaurer un niveau de confiance très élevé au sein de la population. À présent, pour la première fois, nous avions des informations susceptibles de générer des inquiétudes quant à la durée de protection de notre vaccin. Fidèle à notre principe de partager l'information publiquement, le 8 juillet, je demandai à mon équipe de préparer un communiqué de presse détaillant les découvertes que nous avions faites en Israël.

« *Comme le montrent les données observationnelles publiées par le ministère israélien de la Santé, l'efficacité du vaccin dans la prévention aussi bien des infections que des cas symptomatiques commence à diminuer six mois après la vaccination, bien que l'efficacité dans la prévention des cas graves demeure élevée*, avons-nous déclaré dans ce communiqué commun Pfizer/BioNTech. *De plus, le variant Delta est en train de devenir le variant dominant en Israël comme dans de nombreux pays. Ces résultats concordent avec l'analyse en cours d'une étude de Phase III de notre société.* »

Dans le même temps, nous avons informé le public des premiers résultats encourageants de l'étude sur un éventuel rappel : « *Les premières données de l'étude démontrent qu'une dose supplémentaire administrée six mois après la deuxième présente un profil de tolérance cohérent tout en suscitant des titres de neutralisation cinq à dix fois plus élevés qu'après deux doses, aussi bien contre le virus d'origine que le variant Bêta.* »

Enfin, nous avons déclaré : « *C'est pourquoi nous avons dit et continuons de croire qu'il est probable, d'après l'ensemble des données dont nous disposons à ce jour, qu'une troisième dose puisse être nécessaire dans les six à douze mois suivant un schéma de vaccination complet. Bien que la protection contre la forme grave de la maladie soit restée élevée durant l'ensemble de la période de six mois, on s'attend à une baisse de l'efficacité contre les cas symptomatiques au fil du temps et de l'apparition continue de nouveaux variants. D'après les données dont nous disposons aujourd'hui, Pfizer et BioNTech estiment qu'une troisième dose peut être utile pour maintenir le niveau de protection le plus élevé possible.* »

Par le passé, les hommes politiques et les États faisaient pression sur nous pour que nous partagions le plus rapidement possible les données et les enseignements que nous en tirions. Cette fois, nous communiquions dès que possible les données que nous jugions essentielles pour que les États puissent prendre des mesures importantes en matière de santé publique. À notre grande surprise, notre publication a déclenché une tempête chez les responsables de santé américains.

En réaction à notre communiqué, les CDC et la FDA ont pris une mesure sans précédent. Avant de demander à voir nos données, ils ont publié leur propre communiqué, réfutant nos conclusions selon lesquelles une troisième injection serait nécessaire. Il est compréhensible que lorsque, face à des défis complexes de santé publique, la politique et la science se croisent, les choses puissent devenir compliquées. Pour notre part, nous avons toujours tenté de rester simples : de suivre la science là où elle nous mène et d'être francs avec le public sur nos constats. Ce fut le cas lorsque nous avons rendu publiques les informations sur la troisième injection.

Je pense que les responsables américains redoutaient que notre annonce renforce la réticence de certains à se faire vacciner. Nous voyions les choses différemment. Les données dont nous disposions jusqu'à présent indiquaient que la protection contre l'infection diminuait, mais que le vaccin était toujours efficace contre les hospitalisations et les formes graves de la COVID-19, même au bout de plusieurs mois. Surtout, nous annoncions que nous avions une solution pour faire face à la baisse d'efficacité contre l'infection et à celle, plus modeste, d'efficacité contre les formes graves de la maladie.

Avec le recul, nous aurions dû avertir les agences américaines avant de publier nos résultats. C'était une erreur de notre part. J'appelai Tony Fauci et Jeff Zients pour m'excuser d'avoir pris l'administration au dépourvu. J'insistai cependant sur le fait que nos scientifiques étaient fermement convaincus de la validité de nos conclusions, et je leur proposai d'organiser une réunion au cours de laquelle un groupe de scientifiques de Pfizer pourrait informer les responsables américains de l'intégrité des données dont nous disposions. Ils acceptèrent tous les deux volontiers. Cette réunion se déroula deux jours plus tard et fut des plus productives. Du côté du gouvernement, Tony Fauci, Francis Collins, Rochelle Walensky, Janet Woodcock, Peter Marks et David Kessler faisaient partie des nombreux participants et discutèrent longuement de nos données avec Mikael Dolsten, Kathrin Jansen, Luis Jodar et d'autres scientifiques de Pfizer. On organisa des réunions similaires avec les autorités sanitaires européennes et celles d'autres pays.

Les semaines qui suivirent, les responsables sanitaires israéliens s'inquiétant de la multiplication des cas chez les personnes vaccinées, ils se mirent à analyser de plus en plus de données. Bennett m'envoyait des SMS et m'appelait fréquemment pour m'interroger sur nos études à propos de la troisième injection, et pour m'informer de leurs propres découvertes. Comme son prédécesseur Netanyahou, il était très impliqué, extrêmement bien informé, et très déterminé. Fin juillet, le comité scientifique d'experts israélien recommanda une dose supplémentaire pour les personnes de plus de 60 ans. Les données observationnelles les aidèrent à trouver une réponse concrète en un temps record. Après avoir étudié les nouvelles données, Israël lança un programme de rappel avec notre vaccin actuel.

Le 3 août, Bennett me fit part d'une étude très importante menée à partir de la base de données informatisée du Maccabi Healthcare Services, la plus grande assurance maladie d'Israël. Cette étude permettant d'évaluer la corrélation entre le temps écoulé depuis la vaccination et la fréquence des infections confirmait ce que nous disions. Le risque d'infection était plusieurs fois plus élevé chez les personnes vaccinées depuis longtemps que chez celles récemment vaccinées. À la mi-août, le comité scientifique recommanda d'abaisser à 50 ans l'âge des personnes autorisées à recevoir le rappel. Premier pays au monde à lancer sérieusement son programme de troisième injection auprès de sa population, Israël put une fois de plus fournir au reste du monde des données inestimables sur l'efficacité de ces rappels, notamment leur capacité à rétablir l'efficacité du vaccin aux niveaux observés dans la Phase III de notre programme clinique et la durabilité de leurs effets protecteurs. Dans une analyse réalisée entre le 8 et le 21 août en Israël, l'efficacité du vaccin chez les personnes ayant reçu une troisième dose douze jours auparavant était rétablie à 97 % pour les formes graves de la maladie. Le risque relatif d'être infecté par le variant Delta du SARS-CoV-2 était 11,5 fois moins élevé pour les personnes ayant reçu le rappel que pour celles qui n'avaient bénéficié que de deux doses.

En août, le gouvernement américain annonça que des doses de rappel étaient disponibles pour les personnes immunodéprimées vaccinées six à huit mois auparavant, et, lors d'une apparition très remarquée, Jeff Zients, Tony Fauci, Rochelle Walensky et Janet Woodcock annoncèrent leur intention de déployer un programme de rappel plus large dès le 20 septembre 2021.

– 11 –

La science de la confiance

« Plus grande est la difficulté, plus grande est la gloire de l'avoir surmontée. C'est dans les orages et les tempêtes que les pilotes habiles acquièrent leur réputation. »

Épictète, 50-130 apr. J.-C.

L'histoire de notre recherche, de notre développement, de notre fabrication et de notre distribution, ne serait pas complète sans celle de l'opinion publique. Et si, après avoir accompli toutes ces innovations, nous avions découvert que le public refusait l'injection par manque de confiance dans l'industrie, l'entreprise, ou même la science ?

La confiance est le fondement de la décision d'un patient de pénétrer dans un établissement de santé et d'accepter une injection. Les consommateurs espèrent que les vêtements qu'ils achètent leur vont bien, que la voiture qu'ils s'offrent roulera des années sans problème.

Mais l'espoir est sans doute insuffisant dès lors qu'il s'agit de son corps et de sa vie. Le dictionnaire Merriam-Webster définit la confiance comme une « *foi acquise dans la nature, les compétences, la force ou la sincérité de quelqu'un ou de quelque chose* ». Nous considérions nos messages – incitant à faire confiance à la science et soutenant que la science l'emporterait – comme la pièce maîtresse de notre positionnement public et un devoir sacré. Mais les menaces susceptibles d'ébranler la confiance étaient bien réelles.

En juillet 2020, les vaccins Pfizer et Moderna se révélèrent prometteurs dès les premiers essais cliniques. Les deux vaccins feraient l'objet d'essais de Phase III à l'automne. Le 31 juillet 2020, Anthony Fauci se présenta devant le Comité de surveillance et de réforme de la Chambre des représentants affecté à la crise causée par le coronavirus. Il se déclara « prudemment optimiste » quant au fait que les États-Unis disposeraient d'un vaccin sûr et efficace avant la fin de l'année. Il prévint cependant que ce vaccin serait mis à la disposition des Américains par étapes et non d'un seul coup. Au même moment, des rumeurs ont commencé à circuler sur le fait que le président Trump, en pleine campagne pour sa réélection, pourrait accélérer la mise au point d'un vaccin contre la COVID-19 dans l'espoir de toucher les électeurs avant le jour du scrutin. Le *Financial Times* rapporta le 30 août que Stephen Hahn, commissaire de la FDA, nommé par le Président, avait déclaré dans une interview au journal qu'il était « prêt à contourner le processus normal d'homologation ». Pour couronner le tout, des pirates informatiques, des campagnes de propagande et de désinformation ont alimenté la confusion et l'incompréhension.

Cet été-là, notre équipe de direction réfléchit mûrement à un sujet encore plus important que la politique : la confiance du public. Nous étions conscients de sa défiance à l'égard de l'industrie pharmaceutique, au coude à coude avec l'industrie du tabac et le gouvernement pour la dernière place dans les enquêtes d'opinion. Le secteur ayant eu beaucoup à se reprocher par le passé, il avait perdu la confiance de la population. Résultat, il nous fallait nous préoccuper de la réputation de notre entreprise et également de celle de notre vaccin. Il était essentiel de gagner et de conserver la confiance du public. Nous savons qu'une bonne réputation se gagne beaucoup plus difficilement qu'elle ne se perd. Il nous faut accumuler de la confiance au quotidien, car c'est ce que nos patients attendent.

Avec l'augmentation des taux d'infection à la COVID-19 et l'arrivée impérative d'un vaccin, la communication et nos relations avec le gouvernement allaient se révéler déterminantes et jouer un rôle capital dans notre réflexion sur le projet Lightspeed.

Nous avons aussitôt, et de manière agressive, repoussé toute idée de faire l'impasse sur les essais de Phase III ou de les court-circuiter. Nous avancions vite, mais sans brûler la moindre étape. Le débat politique houleux ne nous aidait pas. Pour moi, la goutte d'eau qui fit déborder le vase fut un tweet du président Donald Trump. Chaque fois que je l'avais eu au téléphone, il m'avait demandé si la FDA nous posait des problèmes. Comme s'il n'attendait de ma part qu'une parole suggérant que l'agence faillissait à sa tâche. Chaque fois, ma réponse avait été très claire. La FDA faisait un travail exceptionnel et collaborait volontiers avec nous sur ce projet. Toutefois, le samedi 22 août, il tweeta : « *L'État profond ou je ne sais qui à la FDA fait en sorte qu'il soit difficile pour les entreprises pharmaceutiques de recruter du monde pour tester les vaccins et les traitements. De toute évidence, ils tentent de repousser la réponse après le 3 novembre. Il faut se concentrer sur la rapidité et sauver des vies !* »

La tournure des événements commença sérieusement à m'inquiéter. Si le public se mettait à douter de l'intégrité de la FDA, comment ferait-il confiance à un vaccin qu'elle aurait homologué ? S'il était validé avant l'élection, on pourrait croire que c'était dû à des pressions politiques de la part de la Maison-Blanche. S'il était approuvé après, on pourrait penser que c'était le résultat d'une pression exercée par la campagne de Biden. Dans un cas comme dans l'autre, cela ne contribuerait pas à renforcer la confiance des gens dans le processus et dans le vaccin, ce qui serait une mauvaise nouvelle pour la santé publique. Il nous fallait agir.

Durant la crise, je suis devenu très proche d'Alex Gorsky, le président-directeur général de Johnson & Johnson. Nous nous téléphonions régulièrement les week-ends pour discuter de la situation de la COVID-19 et des défis auxquels nous étions confrontés. Je l'appelai pour lui faire part de mes préoccupations sur le climat et les pressions politiques. Au cours de notre discussion, nous sommes convenus que nous devions nous exprimer, ce serait une bonne idée de rédiger une « tribune » dans laquelle nous promettrions de ne brûler aucune étape. « Je vais faire une première ébauche, et je te l'envoie », lui proposai-je.

J'appelai ensuite Sally Susman, et, en un week-end, on rédigea un engagement public que les dirigeants de l'industrie pharmaceutique, dont moi-même, signeraient afin de faire solidairement bloc pour la science et avec les agences de régulations chargées de la sécurité publique. Les politiciens et les commentateurs de la vie publique pouvaient prôner tant qu'ils le souhaitaient un affaiblissement de l'approche scientifique, mais pas nous. Dans notre engagement, nous avons écrit : « *L'agence exige que, pour l'autorisation réglementaire, les preuves scientifiques proviennent d'essais cliniques randomisés en double aveugle de grande envergure et d'excellente qualité. Elle attend des études conçues de manière appropriée, avec un nombre de participants significatif issus de populations diverses.* » Nous nous engagions à toujours faire de la sécurité et du bien-être des personnes vaccinées notre priorité absolue ; à continuer à nous soumettre à des critères scientifiques et éthiques élevés durant la conduite de nos essais cliniques et tout au long d'un processus de fabrication rigoureux ; à ne faire de demande d'homologation ou d'autorisation d'utilisation d'urgence qu'après avoir démontré l'innocuité et l'efficacité de notre produit au moyen d'une étude clinique de Phase III conçue et menée pour répondre aux exigences d'autorités réglementaires spécialisées telles que la FDA ; et à œuvrer pour garantir une offre et une gamme de vaccins suffisantes, y compris pour l'international.

J'envoyai ce projet d'engagement à Alex, qui me le retourna quelques heures plus tard avec plusieurs améliorations. Le document était prêt. Nous nous sommes réparti les noms d'autres dirigeants du secteur biopharma à contacter pour qu'ils signent cet engagement. Je joignis la moitié d'entre eux, et Alex l'autre moitié. Ils acceptèrent tous. Neuf dirigeants d'entreprise signèrent cette tribune : ceux d'AstraZeneca, BioNTech, GlaxoSmithKline, Johnson & Johnson, Merck, Moderna, Novavax, Pfizer et Sanofi. Le 8 septembre, nous avons fait publier ce communiqué en pleine page dans 14 des principaux quotidiens des États-Unis. Cette tribune envoyait un message fort et clair : l'ennemi était le virus, et notre industrie et la FDA étaient alignées sur la sécurité publique avant tout. Insistant sur la sécurité et l'efficacité, cet engagement mit fin aux débats sur l'hypothèse d'essais de Phase III bâclés. Nous étions absolument déterminés à voir notre vaccin candidat entièrement testé et analysé avant de soumettre une demande d'autorisation.

Nous ne nous sommes pas arrêtés là. Notre décision de publier le protocole détaillé de l'essai clinique de Pfizer faisait également partie de cette démarche. Une décision vivement contestée en interne par nombre de nos scientifiques : « Il s'agit d'un document scientifique que seuls des scientifiques peuvent comprendre. Quel est l'intérêt de le rendre public ? Ne risquons-nous pas de créer un précédent qui nous obligera, à l'avenir, à publier les protocoles de toutes nos études ? »

J'étais conscient que leurs inquiétudes étaient justifiées, mais nous avons finalement décidé que la transparence contribuerait à renforcer la confiance du public dans les vaccins. Le *British Medical Journal*, le *BMJ*, qualifia cette initiative de « *rare occasion pour le public d'étudier ces essais déterminants* ».

Rod MacKenzie, directeur du développement international chez Pfizer chargé de superviser les essais cliniques, s'exprima d'une voix forte et déterminée en faveur des patients et de la transparence. Sally Susman, notre directrice des affaires générales, nous rappela que, le public se sentant extrêmement vulnérable, il nous fallait prendre des mesures supplémentaires pour atteindre notre objectif et mener la discussion.

Grâce au soutien de Sally et de son équipe, je pus renforcer mon image de marque. Les différentes strates du pouvoir, que ce soit au niveau local, tribal, fédéral ou des États, étaient inquiètes. Plutôt que de déléguer les appels des élus à mes collaborateurs, je les pris en personne. En mai, le think tank Pew Research Center constata que les Américains avaient un avis plus positif que négatif sur la couverture médiatique de la COVID-19. Ils l'estimaient bénéfique au public. Plus tard, un sondage mené par la fondation Robert Wood Johnson et la Harvard School of Public Health révéla que les Américains faisaient plus confiance aux infirmières, aux professionnels de santé et aux médecins qu'aux agences et instituts de santé publique. Il y avait un gouffre. Plutôt que de refuser des interviews dans la presse, je les acceptai volontiers. Ce fut un gros changement. Voilà des années que nous avions l'impression d'être dans un bunker. En fait, le dernier directeur général de Pfizer à avoir fait l'objet d'un traitement positif et la couverture d'un magazine grand public était Bill Steere Jr., qui avait pris sa retraite en 2001. Pour instaurer la confiance, il me fallait devenir plus visible et rester disponible pour répondre aux questions difficiles des journalistes et des élus. Nous sommes passés d'une simple gestion des demandes de renseignements à une participation active au rythme quotidien des nouvelles. Dès les premiers jours de la pandémie, j'avais accepté une longue interview avec *Forbes* sur nos projets de vaccin. Les critiques trouvaient mon calendrier irréaliste. Dans cet article, je montrai en détail pourquoi nous étions convaincus du contraire. Le confinement avait été si soudain et drastique, à l'époque, que, sur une photo, je pose dans mon garage aménagé à la hâte en studio. Sur un autre cliché, le photographe se tenait dehors, devant ma fenêtre, et je croisais les bras d'un air déterminé, les arbres devant chez moi se reflétant dans la vitre.

Durant l'été, nous avons lancé une campagne de service public – « Luttons contre la sous-représentation de la diversité dans les essais cliniques » –, qui encourageait les différentes communautés à participer aux études. Le 15 avril, au cœur de la pandémie, nous avons diffusé pendant l'émission du *Today Show* un spot publicitaire de 60 secondes intitulé « *La science l'emportera* », tel un cri de ralliement pour la science et les scientifiques qui travaillaient sur les vaccins et les traitements :

« *À une époque où la vie est des plus incertaines, nous nous sommes tournés vers ce qu'il y a de plus sûr, la science. La science peut vaincre les maladies, mettre au point des remèdes, et, oui, venir à bout de pandémies. Elle l'a déjà fait. Elle le refera. Car lorsqu'elle est confrontée à un nouvel adversaire, elle ne cède pas, elle monte en régime, s'interrogeant jusqu'à trouver une solution. C'est cela, le pouvoir de la science. Raison pour laquelle nous mettons à contribution notre science, nos recherches, nos spécialistes et nos moyens, dans l'unique but de faire progresser les vaccins et traitements potentiels. D'autres entreprises et institutions universitaires en font autant. L'ensemble de la communauté scientifique internationale travaille de concert pour vaincre cette maladie, et, pour y parvenir, nous faisons appel à la science, car, lorsque la science l'emporte, nous sommes tous gagnants.* »

La dernière image montre un de nos employés dans son laboratoire : « Nous remercions tous les scientifiques qui travaillent sans relâche dans nos laboratoires et ceux du monde entier pour mettre fin à cette crise sanitaire. » Cet automne-là, nous avons emmené les téléspectateurs dans les coulisses de la lutte contre la COVID-19 dans un épisode de quatre minutes intitulé « *Dans la lutte contre la COVID-19, nous explorons absolument toutes les pistes* », dans lequel nos scientifiques décrivaient leur travail avec leurs mots.

Le vendredi 16 octobre, deux semaines seulement avant l'élection présidentielle, je rédigeai une lettre ouverte adressée aux milliards de personnes et aux milliers de dirigeants du monde qui attendaient avec impatience des nouvelles du vaccin. Je tenais à rappeler que, bien que nous soyons sur le point d'obtenir des résultats importants concernant nos essais de Phase III, nous ne demanderions d'autorisation d'utilisation d'urgence qu'après avoir passé les étapes de sécurité, soit au cours de la troisième semaine de novembre, après les élections. Cette lettre fut la plus lue sur le site web de Pfizer.

À l'occasion du premier anniversaire de la déclaration de pandémie par l'OMS, nous avons diffusé un documentaire, *Mission possible*, avec l'aide de National Geographic, afin de donner au public un aperçu des coulisses de notre travail et l'occasion pour eux de voir les visages et d'entendre les voix de ceux qui avaient rendu le vaccin possible. À bien des égards, le livre que vous êtes en train de lire fait partie de cette démarche.

Être plus ouvert, plus transparent, était une excellente décision, et cela continuera d'être notre politique. En 2021, alors que le vaccin devenait de plus en plus disponible, un sondage Harris pour le site d'informations Axios révéla que les avis positifs sur l'industrie pharmaceutique avaient doublé par rapport à 2019 et à la période prépandémique, rivalisant désormais avec celle du secteur de la tech et de l'industrie manufacturière. Nos propres recherches montrèrent que les opinions favorables à notre sujet avaient explosé. La confiance générale à notre égard avait augmenté de manière significative, se détachant des autres entreprises du secteur. Au bout d'un moment, tout le monde finit par savoir ce qu'était une protéine S. Pfizer fit bientôt son entrée dans la culture populaire, devenant par exemple un sujet fréquent d'éloges et d'humour dans l'émission *Saturday Night Live*.

Un journaliste écrivit dans les pages du magazine américain spécialisé dans la publicité *AdAge* : « *Parmi les différentes marques de vaccin, Pfizer a été, de loin, le grand gagnant en termes de popularité.* » Les cinq stratégies citées dans l'article pour qu'une marque réussisse à percer sur un marché encombré mettaient l'accent sur notre visibilité et notre transparence, ainsi que sur l'inclusion de nos consommateurs dans le produit en lui-même.

Il fut aussi significatif que gratifiant, tant pour notre équipe que pour moi, de voir le nom de Pfizer figurer en bonne place au milieu des meilleures entreprises et de recevoir des compliments. La popularité est éphémère, mais un engagement à gagner la confiance du public est immuable. Cet engagement doit être clair, cohérent et sans compromis. Il doit être partagé par les organisations des secteurs public et privé. Les médias ont également un rôle à jouer. Une analyse de la couverture médiatique et de la réputation de l'industrie pharmaceutique réalisée en janvier 2020 révéla que les articles portaient davantage sur les opérations financières des entreprises concernées – notamment les fusions et acquisitions, les restructurations et les rapports financiers – que sur la science. La pandémie nous avait montré qu'il était urgent de couvrir davantage, et plus en profondeur, les sujets scientifiques.

Le 22 mars 2021, j'acceptai humblement le prix de la fondation Appeal of Conscience. Dans mon discours, je rendis hommage au rabbin Arthur Schneier pour avoir créé une fondation donnant l'exemple sur la manière dont les êtres humains devaient se traiter les uns les autres. C'était un témoignage vivant du pouvoir de l'amour, une force puissante du bien dans notre monde. C'est par l'amour que nous favorisons la compréhension mutuelle et le fait que chacun mérite d'être vu, entendu et pris en considération. C'est le terreau fertile dans lequel la confiance prend racine avant de s'épanouir.

Si le vaccin nous a appris quelque chose sur la perception du public, c'est que notre raison d'être – les innovations scientifiques qui changent la vie – est la seule qui permette d'acquérir une bonne réputation. Et nous la protégerons avec vigilance.

– 12 –

Un projet pro-patient et pro-innovation

« Ce que vous laissez derrière vous n'est pas ce qu'on aura gravé dans les monuments de pierre, mais ce que vous aurez tissé dans la vie des autres. »

Périclès, 495-429 av. J.-C.

Le 25 mai 1961, le président Kennedy déclara au Congrès : « Je pense que ce pays devrait se donner pour objectif, avant la fin de cette décennie, d'envoyer un homme sur la Lune, et le ramener sur Terre sain et sauf. » Huit ans plus tard, le 24 juillet 1969, cette mission fut accomplie. Pourtant, à bien des égards, le *moonshot* se poursuit, l'humanité continuant à explorer l'espace au-delà de la Lune, et le président Biden mettant le pays au défi d'accepter un avenir fondé sur la science.

De la même façon, notre *moonshot* se poursuit également. Le 4 mai – six mois après notre innovation –, lors de notre rapport d'activité trimestriel, j'annonçai à mes collaborateurs et à nos intervenants que j'étais extrêmement fier de Pfizer. Nous étions alors en bonne voie pour produire 2,5 milliards de doses de vaccin contre la COVID-19 avant la fin de l'année, et trois milliards en 2022. Nous avions également prouvé qu'il ne s'agissait pas d'un « coup » sans lendemain. Sans compter les recettes liées à notre vaccin, le résultat d'exploitation de Pfizer avait augmenté de huit pour cent au premier trimestre 2021. En fait, d'un point de vue clinique, réglementaire et commercial, nous avions également franchi plusieurs caps importants. Notre formidable pari nous avait permis de mettre au point un vaccin sûr et efficace. La science l'avait emporté.

Nous avions beaucoup appris sur ce qu'il fallait pour être des plus efficaces dans la conduite de l'innovation lorsqu'on souhaite avoir un tel impact sur la vie des gens. Dans les chapitres précédents, j'ai exploré les approches scientifique, technologique et commerciale dont nous avons été les précurseurs, malgré une pression incroyable. Dans le cas de la COVID-19, l'ensemble de la population étant en danger, tout le monde s'est mis à chercher un remède. Mais la plupart des maladies n'affectent pas tout un chacun, ce qui conduit trop souvent à un manque de cohérence quant à la façon d'aborder les soins, responsable d'inefficacité et d'inégalités. Dans ce dernier chapitre, j'anticipe en cinq points la manière dont nous pourrions appliquer ce que nous avons appris aux innovations futures et au bien-être des patients.

1. Améliorer l'accès aux soins et le processus de remboursement

Il nous faut mettre en place des politiques de réduction du reste à charge pour les patients. Les coûts ont augmenté, et la société fait peser davantage de frais sur le patient. Aux États-Unis, par exemple, la Partie D de Medicare[5] ne prévoit aucun plafond pour le reste à charge, de sorte qu'un patient qui a besoin d'un traitement sur mesure comme une thérapie immunologique ou génétique pourrait se voir contraint de régler plus de cinq pour cent du montant des soins, quel que soit leur coût. Pour de nombreuses familles, ces dépenses peuvent rapidement devenir insoutenables. Dans certains cas, l'industrie biopharmaceutique investit dans la recherche afin de découvrir des médicaments novateurs qui ne concerneront qu'un petit groupe de patients atteints d'une maladie spécifique. En raison de ce petit nombre de patients, certains traitements peuvent se révéler très onéreux. Comment notre société et notre industrie peuvent-elles partager ces coûts afin d'éviter qu'ils pèsent de manière excessive et injuste sur le patient ?

Par ailleurs, comment pouvons-nous garantir que les contributions des patients soient convenablement dosées et prises en compte par les assurances ? Nous pourrions, par exemple, associer davantage les groupes de défense des patients aux décisions de ce que l'on appelle l'évaluation des technologies de la santé (ETS).

5. Partie qui concerne le remboursement des médicaments sur ordonnance – NdT.

Les ETS forment un mécanisme par lequel le gouvernement américain et les autres assurances maladie évaluent l'impact d'un médicament ou d'une technologie. Il nous faut augmenter le nombre d'organismes d'ETS disposant de critères et de processus spécifiques pour évaluer les preuves fournies par les patients. Les ETS européennes font appel à une formule complexe qui passe au crible les coûts et les avantages afin de déterminer la valeur perçue des médicaments. Seulement, cette formule ne tient pas compte des bienfaits pour le patient, comme le fait qu'un parent puisse continuer à s'occuper de son enfant ou qu'un collègue puisse continuer à bénéficier de la dignité d'aller travailler. Sous sa forme la plus rigide, elle prend uniquement en considération les coûts directs pour le système de santé. Nous pensons qu'il faut également prendre en compte le bien-être et la productivité du patient.

Nous devons également promouvoir l'usage de modèles de tarification et de paiement fondés sur la valeur. Pour ce faire, il faut réduire les obstacles à l'adoption d'accords fondés aussi sur la valeur. Nous pouvons démontrer que *x* dollars d'économies et *y* dollars de productivité supplémentaire sont possibles grâce à un certain médicament ou à un certain traitement. La vie des patients est prolongée. Leur séjour à l'hôpital est réduit. Comment pouvons-nous mieux prendre en compte ces résultats ?

Les systèmes de santé des pays riches négligent souvent les bénéfices des médicaments pour les patients. Ces systèmes sont généralement bien financés, mais on alloue parfois beaucoup de moyens aux secteurs les moins efficaces. Toutefois, dans de nombreux pays à revenu intermédiaire ou en dessous, les infrastructures essentielles pour financer les soins sont insuffisantes, ce qui signifie que de nombreux médicaments innovants restent hors de portée des patients. Il est primordial que les États et le secteur privé collaborent pour combler ce déficit de financement. Raison pour laquelle nous avons travaillé à la promotion de partenariats public-privé afin de mettre sur pied des systèmes d'assurances maladie commerciales susceptibles de venir en complément des entités de financement et de remboursement des soins dans les pays les moins avancés. Par exemple, nous nous sommes récemment associés à Ping An, une compagnie d'assurance chinoise, et à la municipalité de Nantong, en Chine, afin de mettre au point un programme pilote visant à offrir une assurance maladie commerciale à un million d'habitants de cette ville. Les polices d'assurance viendront s'ajouter à l'assurance maladie de base offerte à tous les Chinois et seront proposées sans considération d'éventuelles conditions préexistantes. Elles donneront accès à des traitements innovants dans le domaine de l'oncologie et des maladies rares à des patients qui, sinon, n'auraient pas la possibilité de les financer.

Dans tous les pays où nous sommes présents, nous travaillons avec les patients et leurs organisations de défense pour imaginer et mettre en œuvre des politiques inédites visant à améliorer l'accès aux soins et leur remboursement.

2. Soutenir la propriété intellectuelle

Dans les précédents chapitres, j'ai fait part d'un certain agacement à propos des obstacles que nous avons rencontrés et des défis que nous avons relevés en matière de protection de la propriété intellectuelle. À l'heure où j'écris ces lignes, le risque pour les brevets liés à la COVID-19 est réel.

Pour aller de l'avant, il va nous falloir convaincre le monde entier de la nécessité des brevets. Je crains que nous n'ayons pas encore trouvé les bons messages pour faire de la pédagogie sur ce sujet primordial, et que nous donnions trop souvent l'impression de réciter le prospectus de la chambre syndicale des entreprises pharmaceutiques.

Les principes sont simples : la propriété intellectuelle est un élément clé de la protection de toute une série d'innovations différentes. Dans un cadre légal, les droits de propriété intellectuelle, notamment les droits de brevet, permettent à un inventeur de bénéficier de sa création en lui confiant le contrôle de l'utilisation de sa propriété intellectuelle durant une période donnée. Les États établissent et appliquent essentiellement la protection de la propriété intellectuelle pour stimuler l'innovation dans les domaines à forte intensité de connaissances et encourager la production de biens et de services utiles résultant d'inventions fondées sur le savoir. L'établissement et la protection des droits de propriété intellectuelle reflètent un équilibre destiné à promouvoir les intérêts des inventeurs et de la société. C'est aussi simple que cela : si l'on supprime l'incitation, on supprime l'innovation.

Je sais, du fait de ma formation scientifique et de mes années en entreprise, que les systèmes de propriété intellectuelle les plus robustes favorisent la culture de l'innovation et permettent à ceux qui innovent de mettre au point de nouveaux produits et technologies avec la certitude que leurs inventions et leur créativité sont protégées, et qu'ils peuvent partager en toute sécurité leurs connaissances et inventions avec leurs partenaires commerciaux et leurs collaborateurs. Cet environnement permet une certaine collaboration entre les innovateurs biopharmaceutiques, les États, les universités et d'autres partenaires de recherche afin d'accélérer les progrès sur les besoins médicaux non satisfaits les plus urgents. La propriété intellectuelle continuera à jouer un rôle crucial bien après la fin de cette pandémie, pour que le monde puisse se préparer, en cherchant des solutions innovantes, aux futures crises sanitaires en plus des besoins moins urgents en matière de soins.

3. Encourager les technologies d'avenir et l'intelligence artificielle

La « tech-célération » de notre entreprise et de notre industrie demeurera une priorité. La recherche et le développement numériques forment un écosystème qui évolue rapidement et qui a le potentiel de réduire les obstacles à l'innovation et d'élargir le marché des nouveaux produits médicaux et thérapeutiques. L'intelligence artificielle et l'apprentissage automatique ainsi que les appareils et les capteurs connectés font partie des technologies les plus couramment exploitées pour la R&D numérique. Le domaine le plus prometteur est celui des essais cliniques – couvrant l'ensemble de la conception des essais, leur déroulement et le recueil de données –, mais ces technologies sont également employées dans les processus de découverte de R&D, dans la fabrication et la gestion des cycles de vie.

La transformation numérique nous permet non seulement de voir grand, mais aussi de rêver grand. De nous demander : « Et si… » Et si les données et les outils numériques pouvaient réinventer la prévention, la responsabilisation des patients et le rythme aussi bien de la R&D que de la fabrication ? Et si on exploitait convenablement cette rencontre de la science et de la technologie pour obtenir de meilleurs résultats en matière de santé ?

Par exemple, on pourrait imaginer associer des thérapies personnalisées à des patients en maximisant les bienfaits des premières et en améliorant la qualité de vie des derniers. Cela pourrait permettre un suivi à long terme des patients pour s'assurer qu'ils obtiennent les résultats promis par ces thérapies. Et ce riche univers de données pourrait conduire à de nouvelles découvertes et à des thérapies améliorées. En combinant la puissance des médicaments innovants et des thérapies numériques, on pourrait améliorer la santé des patients et les continuums de soins pour les professionnels de santé. Les traitements curatifs pourraient réduire l'impact général et le coût des maladies chroniques pour les systèmes de santé. Cela pourrait modifier la façon dont nous traitons les patients et influencer celle dont les prestataires organisent les soins et leurs prestations. Le développement, la commercialisation et la tarification des traitements curatifs exigeront du secteur biopharmaceutique qu'il adopte de nouvelles capacités en matière de données et d'analyses. La nouvelle technologie ARNm pourrait favoriser la prévention et la détection précoce de certaines maladies.

La technologie innovante de l'ARNm pourrait permettre à un seul vaccin de protéger contre plusieurs maladies, réduisant ainsi le nombre d'injections nécessaires pour les maladies courantes évitables. En outre, la recherche sur le cancer étudie comment employer l'ARNm pour inciter le système immunitaire à cibler des cellules cancéreuses spécifiques. Nous pourrions tirer parti d'une analyse poussée des données et d'une grande puissance de calcul pour identifier des schémas liés aux causes et aux marqueurs précoces de certaines maladies, et intervenir pour empêcher leur apparition. Cela contribuerait également à la mise en place d'un système de santé plus équitable dans tous les pays, les médecins ayant rapidement accès aux informations pertinentes acheminées par des canaux numériques.

4. Responsabiliser les patients

Et si les patients étaient responsabilisés... s'ils choisissaient quand et comment s'engager et rester connectés pour améliorer leur bien-être et leur santé ? Une plateforme proposant aux consommateurs/patients de recueillir leurs propres informations santé, d'y accéder et de les gérer facilement leur permettrait d'évaluer en permanence leur bien-être et de comprendre les facteurs les plus importants qui les maintiennent ou non en bonne santé. Un accompagnement et des diagnostics personnalisés aideraient les patients à optimiser leur santé, à empêcher l'apparition de certaines maladies, et, en fin de compte, à accéder au bon niveau de soins au moment et à l'endroit où ils en ont besoin afin de maximiser leurs chances lorsqu'ils sont aux prises avec la maladie. Les solutions numériques pourraient assister les patients qui souhaitent partager des informations avec leurs prestataires de soins (en s'appuyant sur des biocapteurs afin de pouvoir consulter des données physiologiques en continu et en temps réel grâce à des mesures non invasives de marqueurs biochimiques) en permettant à leur médecin de les contacter lorsque l'équivalent d'un « voyant moteur » s'allume.

Il pourrait être plus pratique pour les patients de laisser un prélèvement devant la porte de chez eux, de le suivre et de recevoir une notification quand le résultat de l'analyse est prêt. Cela pourrait accélérer la pose du diagnostic et donc le début d'un éventuel traitement, pour de meilleurs résultats. Si nous étions autorisés à chercher des patients pour nos essais cliniques, plutôt que de devoir attendre que ces personnes, souvent accablées par un nouveau diagnostic, se lancent à leur recherche, nous pourrions améliorer leur diversité et leur accessibilité. La possibilité de proposer des parcours de soins qui ressembleraient à des itinéraires de voyages organisés permettrait aux patients de mieux comprendre le temps et les engagements financiers nécessaires à chaque étape du circuit. Si les patients pouvaient facilement partager ces itinéraires avec leurs proches (leur famille, leurs amis, les associations de soutien…) pendant qu'ils suivent leur traitement, cela favoriserait une meilleure adhésion au traitement de leur part, et donc de meilleurs résultats. S'ils avaient la possibilité de mettre à contribution leurs appareils personnels pour les aider à gérer leur parcours de traitement, ils auraient une meilleure maîtrise de leur santé. Et si l'appareil préféré d'un patient pouvait lui indiquer non seulement quand passer une visite médicale, mais aussi ce qu'il peut et ne peut pas manger la veille, et ce qu'il peut prendre pour se réconforter après la visite ? Et si, après avoir signalé qu'il était un peu perdu, un patient pouvait recevoir sur son appareil, à tout moment, l'aide d'un professionnel de santé (un pharmacien, par exemple) qui lui réexpliquerait quel comprimé prendre, ce qu'il peut boire ou manger, ou ce que signifie le résultat d'un test ? Et si les informations partagées par un patient en cours de traitement influençaient la manière dont les membres de l'écosystème de soins étaient récompensés (ePRO en fonction de la VBHC[6]), en distinguant par

6. ePro (pour electronic Patient Reported Outcome) est une solution électronique permettant de recueillir les données de patients en remplacement des questionnaires papier traditionnels, et la VBHC (pour Value Based HealthCare ») est la « valeur de la santé », une nouvelle notion qui se mesure en divisant les résultats liés aux indicateurs de qualité des soins qui comptent pour le patient par le coût total investi dans le parcours de soins – NdT.

exemple les thérapies et les modèles de prestations qui apportent des améliorations significatives à la vie des patients, en diffusant les cas où cela n'a pas fait de différence, et en soulignant les besoins non satisfaits, afin que les chercheurs qui le désirent puissent y travailler ? Nous pourrions permettre aux patients qui fournissent déjà leurs données pour un essai clinique de devenir des « scientifiques citoyens ». En s'impliquant davantage, ils pourraient faire avancer les recherches qui leur tiennent le plus à cœur (en faisant don de leurs données, par exemple) et signaler leur volonté de fournir plus de données ou des données différentes pour faire avancer la science. Récompenser les consommateurs/patients selon la valeur que leurs données contribuent à créer (en les faisant participer à une nouvelle découverte, par exemple) pourrait stimuler leur engagement et conduire à de futures innovations scientifiques. Les retombées humaines de toutes ces possibilités sont considérables, et ce sujet me passionne vraiment.

5. Ne jamais cesser d'innover

Rod MacKenzie, directeur du développement international chez Pfizer, s'appuie sur ces « et si… » quand il demande : « Pourquoi uniquement pour la COVID-19 ? » C'est un scientifique passionné originaire de l'ouest de l'Écosse. Il a fréquenté l'université de Glasgow et a étudié la chimie organique à l'Imperial College London et à l'université Columbia, à New York. Comme tous les membres de mon équipe de direction, Rod avait des objectifs précis, durant la pandémie. Je lui avais confié la mission de mener une révolution réglementaire. Tandis que l'on vaccinait des millions, puis des milliards de personnes, sa devise devint : « Pourquoi uniquement pour la COVID-19 ? » Pourquoi ne pouvons-nous pas appliquer les enseignements tirés de la pandémie au cancer et à d'autres maladies ? Pourquoi revenir à l'idée qu'il faut deux mois pour obtenir une réunion avec les agences de réglementation ? Pourquoi ne pouvons-nous pas traiter en parallèle davantage de processus de recherche, de développement et de fabrication ? Des gens meurent chaque jour d'une foule de maladies qui devront bien devenir évitables et traitables.

Il est temps de prendre des mesures pour améliorer les essais cliniques et mieux servir l'ensemble des patients. À période exceptionnelle, mesures exceptionnelles. Mais si nous regardons au-delà de la pandémie actuelle, nous devons répondre à des questions qui fâchent : comment pouvons-nous prendre des mesures aussi exceptionnelles pour les patients qui ont contracté la COVID-19, mais pas pour ceux qui souffrent d'un cancer, de maladies auto-immunes limitant leur espérance de vie, de troubles génétiques mortels ou d'une myriade d'autres besoins médicaux importants ? Au moment où j'écris ces lignes, la COVID-19 a fait plus de cinq millions de morts, un chiffre effrayant qui continue à augmenter. Mais, chaque année, environ 17 millions de personnes meurent de maladies cardio-vasculaires, et dix millions du cancer. Ces patients seraient-ils moins méritants ?

Bien sûr que non. Et pourtant, il a fallu l'impact médical, économique et social d'une pandémie mondiale pour que les financeurs, les chercheurs et les régulateurs unissent tous leurs efforts dans cette course contre la montre, pour gagner sur les plans de la qualité et de la quantité.

En y réfléchissant, alors même que la réponse à la pandémie est toujours en cours, nous pensons que la communauté biomédicale doit profiter de cette occasion pour opérer des changements qui bénéficieraient à l'ensemble des patients. À la lumière de cette crise internationale et des besoins qu'elle a créés qui ont chamboulé les conventions, une occasion unique se présente à nous. Imaginez les possibilités ! Si nous ne conservions qu'une fraction de la vitesse d'élaboration du vaccin et des traitements contre la COVID-19 que nous cherchons à atteindre, disons dix pour cent, nous estimons que le secteur biomédical pourrait innover pour dix à vingt millions de patients supplémentaires en dix ans. Dix à vingt millions de patients pour seulement dix pour cent…

Les solutions proposées ici n'ont pas la prétention d'être exhaustives, et, pour chacune d'elles, nous ne partons pas de rien. Mais nous espérons qu'elles serviront de stimulants à une action plus urgente et plus complète.

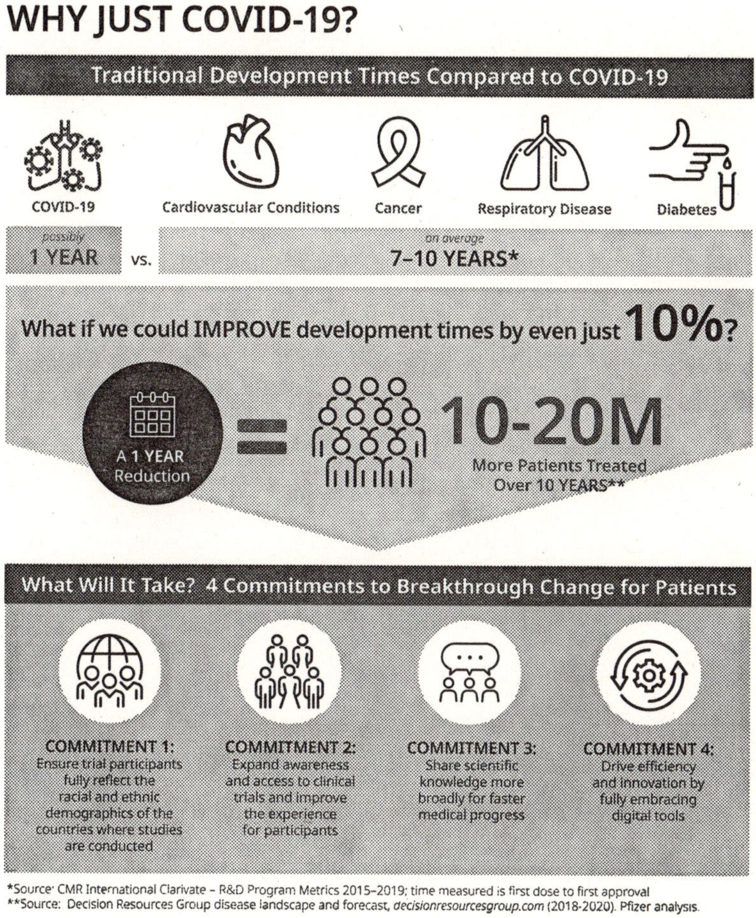

En septembre 2020, s'appuyant sur son expérience et sur les améliorations du processus de fabrication des vaccins contre la COVID-19, Pfizer a publiquement pris quatre engagements pour que l'ensemble des patients puisse bénéficier au plus vite des découvertes scientifiques.

J'espère qu'après la pandémie, nous pourrons de nouveau discuter de l'avenir de la santé humaine, mettre en œuvre certaines de ces idées, et bâtir sur ces bases.

Épilogue

Le lundi 23 août 2021 au matin, je présidais la réunion hebdomadaire de l'équipe de direction. À 8 h 59, nous étions en train de nous installer quand nous avons reçu dans notre établissement de Collegeville, en Pennsylvanie, un e-mail d'Elisa Harkins Tull, directrice internationale des affaires réglementaires – Vaccins. Il avait pour en-tête : « COMIRNATY® (Vaccin COVID-19, ARNm) BLA ACCEPTÉE. »

Elisa avait tout dit :

Cher tous,

Je vous écris au nom de l'équipe réglementaire de Pfizer et BioNTech pour vous informer que la demande de licence de produit biologique (BLA[7]*) pour le COMIRNATY® (Vaccin COVID-19, ARNm) a été ACCEPTÉE pour les personnes âgées de 16 ans et plus !!! C'est la première approbation pour une licence complète de notre vaccin contre la COVID-19. La lettre d'homologation est en pièce jointe.*

7. BLA pour Biologics License Application, soit : demande de licence de produit biologique – NdT.

La vitesse à laquelle nous avons pu atteindre cet objectif est stupéfiante. Non que les exigences en matière de charge de la preuve aient été revues à la baisse par rapport à la BLA de n'importe quel autre vaccin, ou que nous ayons brûlé la moindre étape. Cette rapidité est uniquement due au dévouement, à la détermination et au nombre incalculable d'heures de travail d'un grand nombre de personnes chez Pfizer, BioNTech et à la FDA.

- *La version initiale de la BLA a été soumise le 6 mai.*
- *La version finale de la BLA a été soumise le 18 mai, ce qui a déclenché le chronomètre.*
- *La BLA a été acceptée pour un traitement prioritaire avec une date d'action fixée au 18 janvier 2022.*
- *La BLA a été approuvée AUJOURD'HUI !*

Par ailleurs, la FDA a accordé une autorisation d'utilisation d'urgence au COMIRNATY® pour les personnes âgées de 12 à 15 ans, et pour une troisième dose aux personnes âgées de 12 ans et plus considérées comme immunodéprimées. La raison d'être de cette mesure est de permettre à ces populations de se faire vacciner avec le produit étiqueté COMIRNATY® lorsque celui-ci sera mis sur le marché. La lettre d'autorisation est en pièce jointe.

Pour tous nos collègues qui ont contribué à ce projet, votre travail a été absolument phénoménal !

Félicitations à tous !!!

Elisa a envoyé son e-mail à 431 personnes travaillant pour l'entreprise. Au début de l'année, dans le cadre de notre initiative de simplification et pour désengorger nos boîtes de réception, j'avais érigé en règle absolue l'interdiction d'utiliser l'option « répondre à tous ». En cette incroyable occasion, nombreux furent ceux qui passèrent outre ma consigne et répondirent à tous par des messages de fierté et de joie. Je m'abstins du moindre commentaire.

Bien sûr, cette homologation complète était attendue et n'était en aucun cas une surprise. Pourtant, je n'avais pas prévu à quel point ce serait historique, ni combien ce serait émouvant. J'envoyai aussitôt une lettre de remerciement à l'ensemble de mes collaborateurs chez Pfizer, une autre aux membres de l'équipe du projet Lightspeed, et quelques lettres personnelles à des employés qui s'étaient surpassés. Je fis également parvenir un mot à mon équipe de direction, qui s'était révélée extraordinaire.

Chers collègues,

Quelle incroyable aventure ! En mars 2020, quand nous avons décidé de chercher un vaccin contre la COVID-19, très peu de monde pensait que nous serions en mesure d'en produire un en moins d'un an et d'obtenir l'homologation complète de la FDA en moins de dix-huit mois… Mais vous, si. Vous avez cru en notre science. En notre personnel. En notre objectif. Et vous avez cru les uns dans les autres.

Merci pour votre travail, votre excellence et votre amitié. Nous n'aurions jamais pu accomplir tout cela si rapidement sans votre expertise, votre courage et vos sacrifices. L'aventure est loin d'être terminée, mais, avec cette équipe, je suis certain que la science l'emportera !

Je vous remercie !

Albert

Tout au long de la journée, comme mes collaborateurs, je reçus de nombreux appels, des e-mails et des messages de remerciement. Chacune de ces attentions me toucha, qu'il s'agisse du père qui m'écrivait pour me dire qu'il pouvait enfin faire vacciner ses enfants en toute confiance, ou de l'entrepreneur qui était émerveillé qu'une grande entreprise pharmaceutique à l'ancienne ait pu se montrer à la pointe de la science et agir aussi vite. Cet après-midi-là, je donnai plusieurs interviews, dont une à Lester Holt, le présentateur de NBC News, avec qui je m'étais déjà entretenu à de nombreuses reprises au cours des mois précédents.

Finalement, ce soir-là, en rentrant chez moi, je pus profiter d'un moment de calme. En réfléchissant, je compris que deux vérités resteraient à jamais gravées dans ma mémoire.

La première est que notre vaccin est le résultat de l'association rare d'une science de pointe brillante alimentée par le secteur privé, et d'une collaboration avec des États. Il est fascinant de constater qu'au cours de l'année écoulée, l'ARNm est devenu un terme courant. Les profanes ont suivi la science comme s'il s'agissait d'un sport populaire. Il est impératif que notre société continue à respecter et à honorer la science.

À mes yeux, ceux qui, des années durant (souvent des dizaines d'années), ont étudié la science et la médecine et consacré leur vie à leur paillasse ou à l'exploration de données, en quête de découvertes, souvent dans les ténèbres les plus complètes, sont des héros. Nous devons continuer à les traiter comme tels. J'attends avec impatience le jour où les écoliers connaîtront aussi bien le nom et le visage de nos scientifiques de premier plan que celui des célébrités et des sportifs.

Je crois vraiment aux scientifiques, et je suis honoré d'en compter cinq, parmi les plus exceptionnels, au sein du conseil d'administration de Pfizer, dont trois que j'ai recrutés depuis que je suis directeur général. Leur présence à la table du conseil nous fait beaucoup de bien. Je me réjouis qu'il y ait de plus en plus de candidats aux concours d'admission aux écoles de médecine. C'est une excellente nouvelle. D'après l'American Association of Medical Colleges, « près d'une vingtaine d'écoles de médecine ont vu leurs demandes d'inscription augmenter d'au moins 25 % ». Tout comme au lendemain du 11 Septembre de nombreux jeunes Américains ont choisi de servir leur pays, en réaction à la pandémie, les diplômés d'aujourd'hui choisissent des carrières dans la science et la médecine. Je les applaudis dans leur noble quête, et j'ai hâte de voir tout ce qu'ils pourront accomplir.

Au cours de ces dix-huit derniers mois, « La science l'emportera » est devenue notre devise, chez Pfizer. Nous l'avons imprimée sur des tee-shirts, sur nos masques, placardée sur la façade de notre siège social, et l'avons parfois scandée à la fin de nos réunions Lightspeed. Je vais insister pour qu'elle demeure notre cri de ralliement.

N'oublions jamais que les entreprises ont le pouvoir de faire changer les choses de manière positive. Moteurs de créativité et créatrices d'occasions, elles jouent un rôle crucial dans la société. Les pressions commerciales exigent que les hommes d'affaires découvrent et adaptent rapidement les nouvelles technologies afin d'améliorer leur efficacité et leur productivité. L'esprit d'entreprise et l'innovation vont de pair.

J'entends parfois les jeunes parler du monde de l'entreprise comme du « côté obscur ». Ayant été jeune aussi, je comprends d'où vient cette idée aussi fausse que populaire. Mes trente ans d'activité au sein du monde des affaires m'ont montré qu'une entreprise bien financée et bien dirigée, focalisée sur la découverte de solutions, peut jouer un rôle bénéfique incroyable. C'est pourquoi je n'ai jamais regretté d'avoir quitté le monde universitaire pour Pfizer. Le fait de pouvoir actionner les puissants leviers de Pfizer pour agir au plus vite et de manière totalement indépendante a été l'un des facteurs essentiels de notre réussite.

Je resterai un membre actif d'organisations comme la Business Roundtable et d'autres forums où j'ai l'occasion de croiser mes collègues chefs d'entreprise. Aucun de nous n'a de bail permanent pour le joli bureau qu'il occupe. Il nous faut constamment pousser notre réflexion plus loin sur la manière dont nous pouvons contribuer au bien commun. Nous devons exiger que nos entreprises s'engagent sans réserve et accepter nous-mêmes des sacrifices, surtout si nous souhaitons attirer les meilleurs talents.

Nous devons également chercher à collaborer avec les États du monde entier. Il nous est interdit de laisser notre esprit partisan et notre rancœur nous pousser à faire l'autruche. J'ai considéré l'occasion de rencontrer des élus de tous les partis politiques et de tous les pays comme un immense privilège. Je ne me suis jamais agacé d'entendre mon téléphone sonner à une heure indue, un élu ou un ministre de la Santé cherchant des vaccins pour sa population. Comme je l'ai écrit dans les pages précédentes, nombre d'entre eux sont désormais des amis. Passionné de politique et d'histoire, j'avoue que cela m'a beaucoup plu.

C'est en faisant en sorte que toutes ces étoiles s'alignent – la science, le secteur privé et les États – que notre lutte contre la COVID-19 a pu devenir une telle réussite. Nous savons que c'est également un impératif pour les crises à venir.

La seconde vérité est que l'homologation épique obtenue le 23 août 2021 est le fruit de l'ensemble des changements que nous avons apportés pour renforcer la culture de Pfizer les années précédant la mise au point du vaccin, avant même l'apparition de la pandémie. Ce n'est pas dû seulement à notre volonté de mettre l'accent sur l'innovation, ni aux investissements réalisés en augmentant nos budgets consacrés aux technologies numériques et à la recherche.

Certes, ces investissements étaient nécessaires, mais le changement le plus important fut la mise en place d'une culture fondée sur les objectifs.

Dans tous les secteurs d'activité, les entreprises qui restent fidèles à leurs objectifs obtiennent de bien meilleurs résultats que les autres. Lorsqu'on respecte ses objectifs, on envoie un message très clair à tous les niveaux de son organisation. Cette clarté rapproche tout le monde de ce qui doit être fait et améliore la productivité. À présent, prenez une situation comme la nôtre, dans laquelle l'objectif consiste à sauver des vies. Un noble objectif s'il en est. Un objectif rassembleur. La culture que nous avons mise en place nous a donné l'état d'esprit qu'il fallait pour permettre à Pfizer d'avancer avec l'agilité et la rapidité d'une petite biotech et de pouvoir proposer un vaccin innovant capable de changer la vie de beaucoup de monde. Que vous soyez dirigeant ou membre d'une équipe, je vous encourage à vous poser trois questions à chacune des étapes de vos aventures professionnelles :

- Suis-je fidèle à mes objectifs ?
- Ai-je visé suffisamment haut ?
- Suis-je dans le bon état d'esprit ?

Durant notre quête pour que tout devienne possible, chacun des membres de notre équipe a pu répondre par l'affirmative à ces questions. Aujourd'hui, tous les employés de l'entreprise aspirent à réaliser leur propre *moonshot* dans le domaine de la santé. Nous rêvons d'un avenir où une multitude de maladies pourront être évitées ou soignées. Nous partageons tous la même impatience, surtout maintenant que nous savons ce qui est possible.

Je pourrais poursuivre encore longtemps… et comme beaucoup d'entre nous chez Pfizer, je raconterai ces histoires jusqu'à la fin de mes jours. Quel honneur d'avoir pu travailler dans un objectif précis durant cette période difficile, au milieu de tant de souffrance !

J'aimerais terminer là où nous avons commencé, par l'éloquent avant-propos de l'ancien président Jimmy Carter, aujourd'hui âgé de 96 ans. Il a accompli énormément de choses, notamment l'écriture de 30 livres (ce que j'ai du mal à imaginer, n'ayant écrit que celui-ci). Le président Carter a servi dans la Navy avant de devenir un homme d'affaires prospère. C'est un homme politique qui a accédé à la plus haute fonction, président des États-Unis, et un véritable philanthrope à l'origine de la Fondation Carter, avec laquelle Pfizer s'est associée pour fournir des soins aux plus démunis. Il travaille bénévolement pour l'organisation internationale Habitat for Humanity et a enseigné durant des dizaines d'années à l'École du dimanche. Je l'admire et m'inspire de ses paroles : « Je n'ai qu'une vie et qu'une occasion de la rendre utile… Ma foi exige que je fasse tout mon possible, où que je sois, chaque fois que je le peux, avec ce que j'ai, pour changer les choses. » Entièrement d'accord.

Les événements et les expériences relatées dans ce livre ont été rendus le plus fidèlement possible, au mieux de mes capacités. J'ai tenté de retranscrire mes conversations d'une manière qui évoque le sentiment et le sens réel de ce qui s'est dit à l'époque, en m'appuyant sur mes seuls souvenirs, aussi mes propos ne sont-ils pas destinés à être cités mot pour mot. Dans la mesure de leurs connaissances, les témoins qui ont lu le manuscrit ont pu confirmer son exactitude.

À l'heure où j'écris ces lignes, durant l'été 2021, la planète continue à combattre la COVID-19 et ses variants. La direction de Pfizer poursuit ses efforts dans la production de vaccins et soutient leur utilisation dans le monde entier. Mon récit n'est qu'un aperçu d'une pandémie en cours qui évolue rapidement.

Remerciements

Jamais je n'aurais imaginé écrire un livre. Le fait de diriger, chez Pfizer, la mise au point d'un vaccin contre la COVID-19 m'a donné de nombreuses occasions – et responsabilités – inattendues. L'une d'elles consistait à tenir le journal de notre aventure pour de futurs dirigeants et retracer le triomphe de nos quelque 90 000 collaborateurs dont les histoires de persévérance, créativité et sacrifice sont relatées dans ces pages. C'est en pensant à eux que j'ai écrit *Moonshot*.

Avant toute chose, j'adresse mes sincères félicitations aux membres du projet Lightspeed. Dans cette entreprise audacieuse visant à vaincre l'impossible, vous êtes aussi bien parvenus à viser haut qu'à atteindre votre objectif.

À nos partenaires de BioNTech, et notamment Uğur Şahin et Özlem Türeci. Je vous remercie ; c'est un honneur d'avoir parcouru ce chemin à vos côtés.

À l'équipe de direction de Pfizer, qui a contribué à l'élaboration du vaccin tout en donnant chaque jour chair à notre devise dans le monde entier : « Des innovations qui changent la vie des patients. » Je ne peux imaginer meilleure équipe, et je vous suis reconnaissant de notre collaboration.

Au conseil d'administration de Pfizer, qui a systématiquement fait preuve de sagesse et de soutien, aussi bien durant la pandémie qu'au fil du temps. Merci de soutenir notre vision avec tant de détermination.

À l'équipe de Pfizer, qui a consacré du temps à ce livre : Eric Aaronson, Frank Briamonte, Andrea Christensen, Dana Gandsman, Ed Harnaga, Doug Lankler, Debra Mangone, Anneka Norgren, Sally Susman et Tiffany Trunko. Je remercie particulièrement Sally, ma partenaire et conseillère tout au long de ce projet.

À l'équipe de professionnels dévoués qui déplacent chaque jour des montagnes pour le « bureau du D.G. », y compris pour l'élaboration de ce livre : Michele Bander, Dana Dotti, Steve Fascianella, Lily Hakim, Sonia Heidel, Yolanda Lyle et Dorothy O'Mara.

Mes remerciements les plus sincères à tous ceux qui ont été interrogés pour contribuer à la postérité : Yasmeen Agosti, Tanya Alcorn, Payal Becher Sahni, Kim Bencker, Mois Bourla, Selise Bourla, Donna Boyce, Frank D'Amelio, Lindsay Dietschi, Mikael Dolsten, Phil Dormitzer, Lidia Fonseca, Bill Gruber, Ed Harnaga, Susan Hockfield, Angela Hwang, Kathrin Jansen, Luis Jodar, John Ludwig, Rod MacKenzie, Mike McDermott, Kevin Nepveux, Dara Richardson-Heron, Caroline Roan, Martina Ryall, Susan Schuman, Jon Selib et John Young.

À mes conseillers externes, qui ont généreusement offert leur expertise : Greg Shaw chez Clyde Hill Publishing ; Hollis Heimbouch et l'équipe de HarperCollins ; Mollie Glick et l'équipe de CAA ; et Alan Fleischmann et ses collègues de chez Laurel Strategies.

À tous mes lecteurs, sachez que cet ouvrage est le reflet de mon souvenir des événements survenus au cours d'une période où la pression a été incroyable. Je me suis efforcé de rendre ce livre aussi fidèle que possible. À cet égard, toute erreur est de mon fait.

Annexe

« Soutenons la science »
Lettre ouverte d'Albert Bourla à ses collaborateurs

Objet : Soutenons la science
Le 8 septembre 2020

Chers collègues,

Au fil des siècles, les vaccins ont sauvé des millions de vies et modifié le cours de l'histoire. En fait, après l'eau potable, c'est l'investissement le plus important de l'homme en matière de santé.

Pfizer a une longue histoire dans la recherche et le développement de vaccins. Depuis plus de cent trente ans, nous avons joué un rôle essentiel dans l'élimination ou la quasi-élimination de maladies infectieuses mortelles comme la variole et la polio. Nous avons conçu de nouveaux vaccins fondés sur de nouveaux systèmes et de nouvelles technologies d'administration qui ont contribué à prévenir les infections bactériennes. Aujourd'hui, nous avons bon espoir, avec d'autres sociétés biopharmaceutiques, d'écrire bientôt une nouvelle page de l'histoire avec l'élaboration réussie d'un vaccin sûr et efficace contre la COVID-19.

Notre succès dans la mise au point de vaccins novateurs repose sur notre conscience que toute bonne démarche scientifique exige de la rigueur, sur notre engagement envers la sécurité des patients et sur notre partenariat étroit avec les organismes de réglementation, aussi attachés que nous à l'intégrité scientifique. L'ensemble de ces principes guide nos travaux en vue de la mise au point d'un éventuel vaccin à ARNm et d'un traitement contre la COVID-19. Dans cette quête, nous ne brûlerons aucune étape.

Dans cet esprit, Pfizer a signé un engagement public – avec un certain nombre de chercheurs et de fabricants de vaccins – afin de protéger les processus scientifiques et les protocoles réglementaires qui ont fait leurs preuves et ont permis de fournir, en toute sécurité, des médicaments et des vaccins répondant aux besoins non satisfaits jusque-là des patients. Cette manifestation de solidarité complète le plan en cinq points que Pfizer a publié à la mi-mars appelant à une collaboration sans précédent de l'industrie dans la lutte contre la COVID-19, et je ne saurais être plus fier de notre industrie. Je ne pourrais pas non plus être plus fier de notre entreprise, car c'est Pfizer qui est à l'origine de cet engagement et qui a invité ses principaux concurrents à se joindre à elle.

Aujourd'hui, comme toujours, « Pfizer soutient la science », renforçant ainsi son engagement à mettre au point et à tester de potentiels vaccins contre la COVID-19 selon des principes scientifiques et non politiques. Et nous demandons à tous – y compris à vous – de se joindre à nous dans cet engagement.

Sincèrement,
Albert

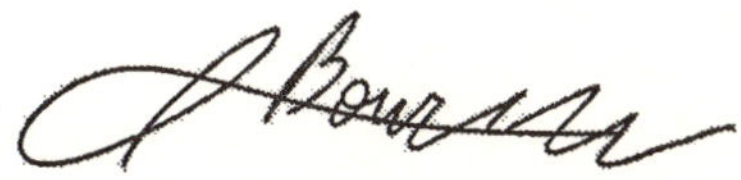

Bibliographie

Préface

Centers for Disease Control. *"Polio Vaccination"* (Vaccination contre la polio), Vaccins et maladies évitables, mis à jour le 4 mai 2018, https://www.cdc.gov/vaccines/vpd/polio/index.html.

Dun & Bradstreet. *"Array Biopharma Inc."*, D&B Business Directory, mis à jour le 1er janvier 2019, https://www.dnb.com/business-directory/company-profiles.array_biopharma_inc.4784383beada038eadb66c2232df9ddd.html.

Hopkins Jared S. *"Mylan Deal Furthers Pfizer CEO's Bet on Patent-Protected Drugs"* (L'accord avec Mylan renforce le pari du P.-D.G. de Pfizer sur les médicaments protégés par des brevets), *The Wall Street Journal*, mis à jour le 29 juillet 2019. https://www.wsj.com/articles/pfizer-to-merge-off-patent-drug-business-with-mylan-11564398516.

Kennedy John F. *"John F. Kennedy Moon Speech – Rice Stadium"* (Le discours sur la Lune de John F. Kennedy – au stade de l'université de Rice), Johnson Space Center, 12 septembre 1962, https://er.jsc.nasa.gov/seh/ricetalk.htm.

Kuchar E., Karlikowska-Skwarnik M., Han S. et Nitsch-Osuch A. *"Pertussis: History of the Disease and Current Prevention Failure"* (Coqueluche : Histoire de la maladie et échec actuel de la prévention), *Pulmonary Dysfunction and Disease* (dysfonctionnement et maladie pulmonaires), édité par Mieczyslaw Pokorski, 77-82, Avancées dans la médecine et la biologie expérimentales, Cham, Suisse : Springer International Publishing, 2016.

Mazzucato Mariana. *Mission Economy: A Moonshot Guide to Changing Capitalism* (Mission économie : un guide « Moonshot » pour changer le capitalisme), New York : Harper Business, 2021.

Merriam-Webster. *"Moon shot"*, https://www.merriam-webster.com/dictionary/moon%20shot.

Murray Jessica. *"Covid vaccine: UK woman becomes first in world to receive Pfizer jab"* (Vaccin Covid : une Britannique devient la première personne au monde à recevoir l'injection Pfizer), *The Guardian*, 8 décembre 2020, https://www.theguardian.com/world/2020/dec/08/

coventry-woman-90-first-patient-to-receive-covid-vaccine-in-nhs-campaign.

Pfizer. *"Pfizer Reports Second-Quarter 2020 Results"* (Pfizer annonce ses résultats du deuxième trimestre 2020), communiqué de presse, Business Wire, 28 juillet 2020, https://www.businesswire.com/news/home/20200728005358/en/Pfizer-Reports-Second-Quarter-2020-Results.

OMS. *Novel Coronavirus (2019-nCoV) Situation Report-1* (Rapport de situation sur le nouveau coronavirus), 21 janvier 2020, https://www.who.int/docs/default-source/coronaviruse/situation-reports/20200121-sitrep-1-2019-ncov.pdf.

OMS. *Origin of SARS-CoV-2* (Origine du SARS-coV-2), 26 mars 2020, https://apps.who.int/iris/bitstream/handle/10665/332197/WHO-2019-nCoV-FAQ-Virus_origin-2020.1-eng.pdf.

Chapitre 1

Acevedo Nicole et Burke Minyvonne. *"Washington state man becomes first U.S. death from coronavirus"* (Un homme de l'État de Washington est le premier Américain à mourir du coronavirus), *NBC News*, 29 février 2020, https://www.nbcnews.com/news/us-news/1st-coronavirus-death-u-s-officials-say-n1145931.

Centers for Disease Control and Prevention. *"In the Absence of SARS-CoV Transmission Worldwide: Guidance for Surveillance, Clinical and Laboratory Evaluation, and Reporting"* (En l'absence de transmission de la Covid dans le monde : un guide de surveillance, d'évaluation clinique et de laboratoire, et information), SARS Home, mis à jour le 3 mai 2005, https://www.cdc.gov/sars/surveillance/absence.html.

C-SPAN. *"President Trump Meeting with Pharmaceutical Executives on Coronavirus"* (Le président Trump rencontre des dirigeants des entreprises pharmaceutiques au sujet du coronavirus), 2 mars 2020, https://www.c-span.org/video/?469926-1/president-trump-meeting-pharmaceutical-executives-coronavirus.

Greenwood Brian. *"The contribution of vaccination to global health: past, present and future"* (La contribution de la vaccination à la santé publique : passé, présent et futur), *Philosophical Transactions of the Royal Society B* 369, n° 1645, juin 2014, https://doi.org/10.1098/rstb.2013.0433.

Herper Matthew. *"In the race for a COVID-19 vaccine, Pfizer turns to a scientist with a history of defying skeptics – and getting results"* (Dans la course pour le vaccin contre la COVID-19, Pfizer se tourne vers un scientifique qui a l'art de défier les sceptiques, et d'obtenir des résultats), *Stat*, 24 août 2020, https://www.statnews.com/2020/08/24/

pfizer-edge-in-the-race-for-a-covid-19-vaccine-could-be-a-scientist-with-two-best-sellers-to-her-credit/.

Kathimerini. *"Delphi Economic Forum postponed because of coronavirus fears"* (Le Forum économique de Delphes repoussé à cause de craintes liées au coronavirus), 29 février 2020, https://www.ekathimerini.com/news/250087/delphi-economic-forum-postponed-because-of-coronavirus-fears/.

LeDuc James W. et Barry M. Anita. *"SARS, the First Pandemic of the 21st Century"* (SARS, la première pandémie du XXIe siècle), *Emerging Infectious Diseases* 10, nº 26, novembre 2004, https://doi.org/10.3201/eid1011.040797_02.

Li Shan et Wang Joyu. *"Wuhan Coronavirus Hospitals Turn Away All but Most Severe Cases"* (L'hôpital de Wuhan dédié au coronavirus refuse tous les cas sauf les graves), *The Wall Street Journal*, mis à jour le 5 février 2020, https://www.wsj.com/articles/united-american-airlines-suspend-hong-kong-service-as-coronavirus-saps-demand-11580897463.

Office of Disease Prevention and Health Promotion. *"Immunization and Infectious Diseases"* (Vaccination et maladies infectieuses), Healthy People 2020, mis à jour le 23 juin 2021, https://www.healthypeople.gov/node/3527/data-details.%C2%A0Accessed.

Okwo-Bele Jean-Marie. *"Together we can close the immunization gap"* (Ensemble nous pouvons combler les inégalités face à la vaccination), World Health Organization Media Centre, 22 avril 2015, https://apps.who.int/mediacentre/commentaries/vaccine-preventable-diseases/en/index.html.

Pfizer. *"Kathrin U. Jansen, Ph. D"* (Docteur Kathrin U. Jansen), https://www.pfizer.com/people/medical-experts/vaccinations/kathrin_jansen-phd.

Pfizer. *"Mikael Dolsten, M.D./Ph. D"* (Mikael Dolsten, docteur en médecine), https://www.pfizer.com/people/leadership/executives/mikael_dolsten-md-phd.

UNICEF. *"UNICEF reaches almost half of the world's children with life-saving vaccines"* (L'Unicef touche presque la moitié des enfants du monde avec des vaccins salvateurs), communiqué de presse, 26 avril 2017, https://www.unicef.org/press-releases/unicef-reaches-almost-half-worlds-children-life-saving-vaccines.

Vaccines Europe. *Improving Access and Convenience to Vaccination* (Améliorer l'accès et le succès de la vaccination), juin 2018, https://www.vaccineseurope.eu/wp-content/uploads/2018/06/VE-Flu-Vaccination-Access-Pharmacies-0506018-FIN-FIN.pdf.

OMS. *"Middle East respiratory syndrome coronavirus (MERS-CoV)"* (Coronavirus lié au syndrome respiratoire du Moyen-Orient), Newsroom, 11 mars 2019, https://www.who.int/news-room/fact-sheets/detail/middle-east-respiratory-syndrome-coronavirus-(mers-cov).

OMS. *"Vaccines and immunization"* (Vaccins et immunisation), https://www.who.int/health-topics/vaccines-and-immunization.

Chapitre 2

BioNTech. *"BioNTech Signs Collaboration Agreement with Pfizer to Develop mRNA-based Vaccines for Prevention of Influenza"* (BioNTech signe un accord de coopération avec Pfizer pour développer des vaccins ARNm contre la grippe), communiqué de presse, 16 août 2018, https://biontech.de/sites/default/files/2019-08/20180816_BioNTech-Signs-Collaboration-Agreement-with-Pfizer.pdf.

BioNTech. *"Our Vision"* (Notre vision), https://biontech.de/our-dna/vision.

Cohen Jon. *"Chinese researchers reveal draft genome of virus implicated in Wuhan pneumonia outbreak"* (Des chercheurs chinois révèlent l'esquisse du génome du virus responsable de l'épidémie de pneumonie de Wuhan), *Science*, mis à jour le 11 janvier 2020, https://www.sciencemag.org/news/2020/01/chinese-researchers-reveal-draft-genome-virus-implicated-wuhan-pneumonia-outbreak.

Dormitzer Philip. *"Rapid production of synthetic influenza vaccines"* (Production rapide de vaccins synthétiques contre la grippe), *Current Topics in Microbiology and Immunology* (2015) : 386:237-73, DOI : 10.1007/82_2014_399.

Geall Andrew, Verma Ayush, Otten Gillis R. et al. *"Nonviral Delivery of Self-Amplifying RNA Vaccines"* (Administration non virale de vaccins à ARN autoamplifiés), *Proceedings of the National Academy of Sciences* 109, n° 36 (4 septembre 2012) : 14604–9, https://doi.org/10.1073/pnas.1209367109.

Marshall Heather D. et Iacoviello Vito. *"mRNA Vaccines for COVID-19 – How Do They Work?"* (Vaccins à ARNm contre la COVID-19 – Comment fonctionnent-ils ?), *EBSCO Health*. Note, mis à jour le 16 mars 2021, https://www.ebsco.com/blogs/health-notes/mrna-vaccines-covid-19-how-do-they-work.

Pardi Norbert, Hogan Michael J., Porter Frederick W. et Weissman Drew. *"mRNA Vaccines – A New Era in Vaccinology"* (Vaccins à ARNm – une nouvelle ère en vaccinologie), *Nature Reviews Drug Discovery* 17, 261–279 (2018), https://doi.org/10.1038/nrd.2017.243.

Pfizer. *"Pfizer and BioNTech Announce Further Details On Collaboration to Accelerate Global COVID-19 Vaccine Development"* (Pfizer et BioNTch annoncent de nouveaux éléments sur leur collaboration pour accélérer le développement mondial de la vaccination contre la COVID-19), communiqué de presse, 9 avril 2020, https://www.pfizer.com/news/press-release/press-release-detail/pfizer-and-biontech-announce-further-details-collaboration.

Pfizer. *"Pfizer and BioNTech Reach Agreement With Covax For Advance Purchase of Vaccine to Help Combat COVID-19"* (Pfizer et BioNTech parviennent à un accord avec Covax pour l'achat anticipé de vaccins afin de soutenir la lutte contre la COVID-19), communiqué de presse, 22 janvier 2021, https://www.pfizer.com/news/press-release/press-release-detail/pfizer-and-biontech-reach-agreement-covax-advance-purchase.

Pfizer. *"William C. Gruber, M.D., FAAP, FIDSA"* (William C. Gruber, docteur en médecine, membre de l'Académie américaine des pédiatres, membre de la Société américaine des maladies infectieuses), https://www.pfizer.com/people/medical-experts/vaccinations/william_gruber-md-faap-fidsa-0.

Chapitre 3

Centers for Disease Control and Prevention. *"1918 Pandemic Influenza: Three Waves"* (La pandémie de grippe de 1918 : trois vagues), Mis à jour le 11 mai 2018, https://www.cdc.gov/flu/pandemic-resources/1918-commemoration/three-waves.htm.

The College of Physicians of Philadelphia. *"Vaccine Development, Testing, and Regulation"* (Développement, essais et réglementation des vaccins), The History of Vaccines, mis à jour le 17 janvier 2018, https://ftp.historyofvaccines.org/content/articles/vaccine-development-testing-and-regulation.

David Sharoon et Khandhar Paras B. *"Double-Blind Study"* (Étude en double aveugle), *StatPearls*, Treasure Island (FL): StatPearls Publishing, 2021, https://www.ncbi.nlm.nih.gov/books/NBK546641/.

U.S. Department of Health and Human Services, Food and Drug Administration, Center for Biologics Evaluation and Research. *Development and Licensure of Vaccines to Prevent COVID-19: Guidance for Industry* (Développement et autorisation des vaccins contre la COVID-19 : guide pour l'industrie), juin 2020, https://www.fda.gov/media/139638/download.

U.S. Department of Health and Human Services, Food and Drug Administration, Center for Biologics Evaluation and Research. *Emergency Use Authorization for Vaccines to Prevent COVID-19: Guidance for Industry* (Autorisation d'utilisation d'urgence pour des vaccins contre la COVID-19 : guide pour l'industrie), 25 mai 2021, https://www.fda.gov/media/142749/download.

U.S. Food and Drug Administration. *"Coronavirus (COVID-19) Update: FDA Takes Action to Help*

Facilitate Timely Development of Safe, Effective COVID-19 Vaccines" (Coronavirus [COVID-19] mise à jour : la FDA prend des dispositions pour faciliter le développement rapide d'un vaccin sûr et efficace contre la COVID-19), communiqué de presse, 30 juin 2020, https://www.fda.gov/news-events/press-announcements/coronavirus-covid-19-update-fda-takes-action-help-facilitate-timely-development-safe-effective-covid.

Chapitre 4

Hopkins Jared S. *"How Pfizer Delivered a Covid Vaccine in Record Time: Crazy Deadlines, a Pushy CEO"* (Comment Pfizer a réussi à obtenir un vaccin en un temps record : des échéances insensées, un P.-D.G. exigeant), *The Wall Street Journal*, 11 décembre 2020, https://www.wsj.com/articles/how-pfizer-delivered-a-covid-vaccine-in-record-time-crazy-deadlines-a-pushy-ceo-11607740483.

Johnson Carolyn Y. *"Large U.S. COVID-19 vaccine trials are halfway enrolled, but lag on participant diversity"* (Les grands essais américains sur le vaccin contre la COVID-19 ont recruté la moitié de leurs participants mais manquent de participants issus de la diversité), *The Washington Post*, 27 août 2020, https://www.washingtonpost.com/health/2020/08/27/large-us-covid-19-vaccine-trials-are-halfway-enrolled-lag-participant-diversity/.

Pfizer. *"Commitment to Diversity"* (Engagement pour la diversité), Coronavirus COVID-19 Vaccine Updates, 2021, https://www.pfizer.com/science/coronavirus/vaccine/rapid-progress.

Pfizer. *"About our Landmark Trial"* (Au sujet de notre essai historique), 2021, https://www.pfizer.com/science/coronavirus/vaccine/about-our-landmark-trial.

Pfizer. *"BioNTech and Pfizer announce regulatory approval from German authority Paul-Ehrlich-Institut to commence first clinical trial of COVID-19 vaccine candidates"* (BioNTech et Pfizer annoncent l'approbation réglementaire par le renommé institut allemand Paul-Ehrlich du lancement du premier essai clinique des vaccins candidats contre la COVID-19), communiqué de presse, 22 avril 2020, https://www.pfizer.com/news/press-release/press-release-detail/biontech_and_pfizer_announce_regulatory_approval_from_german_authority_paul_ehrlich_institut_to_commence_first_clinical_trial_of_covid_19_vaccine_candidates.

Pfizer. *"Our Values and Culture"* (Nos valeurs et notre culture), 2019, https://www.pfizer.com/sites/default/files/investors/financial_reports/annual_reports/2019/our-purpose/our-values-and-culture/index.html.

Pfizer. *2016 Annual Report* (Rapport annuel 2016), février 2017, https://www.pfizer.com/sites/default/

files/investors/financial_reports/annual_reports/2016/assets/pdfs/pfi2016ar-full-report.pdf.

Redd Nola Taylor. *"How Fast Does Light Travel? – The Speed of Light"* (À quelle vitesse la lumière voyage-t-elle ? – À la vitesse de la lumière), Space.com, 6 mars 2018, https://www.space.com/15830-light-speed.html.

Rottas Melinda, Thadeio Peter, Simons Rachel et al. *"Demographic diversity of participants in Pfizer sponsored clinical trials in the United States"* (La diversité démographique des participants aux essais cliniques parrainés par Pfizer aux États-Unis), *Contemporary Clinical Trials* 106, juillet 2021 : 106421, https://doi.org/10.1016/j.cct.2021.106421.

Treisman Rachel. *"Outpacing The U.S., Hard-Hit Navajo Nation Has Vaccinated More Than Half Of Adults"* (Dépassant les USA, la Nation navajo, sévèrement touchée, a vacciné plus de la moitié de ses adultes), *NPR*, 26 avril 2021, https://www.npr.org/sections/coronavirus-live-updates/2021/04/26/990884991/outpacing-the-u-s-hard-hit-navajo-nation-has-vaccinated-more-than-half-of-adults.

United States Census Bureau. *"QuickFacts"* (Brèves), 2019, https://www.census.gov/quickfacts/fact/table/US/RHI725219.

Chapitre 5

Bosman Julie, Burch Audra D. S. et Mervosh Sarah. *"One Day in America: More Than 121,000 Coronavirus Cases"* (Une journée en Amérique : plus de 121 000 cas de coronavirus), *The New York Times*, 5 november 2020. https://www.nytimes.com/2020/11/05/us/covid-one-day-in-america.html.

Dreisbach Tom. *"Pfizer CEO Sold Millions In Stock After Coronavirus Vaccine News, Raising Questions"* (Le P.-D.G. de Pfizer a vendu des millions d'actions après l'annonce du vaccin contre la COVID-19, soulevant ainsi des questions), *NPR*, 11 novembre 2020, https://www.npr.org/2020/11/11/933957580/pfizer-ceo-sold-millions-in-stock-after-coronavirus-vaccine-news-raising-questio.

Mueller Benjamin. *"U.K. Approves Pfizer Coronavirus Vaccine, a First in the West"* (Le Royaume-Uni, premier en Occident à approuver le vaccin Pfizer contre le coronavirus), *The New York Times*, 2 décembre 2020, https://www.nytimes.com/2020/12/02/world/europe/pfizer-coronavirus-vaccine-approved-uk.html.

Chapitre 6

Pfizer. *"Pfizer and BioNTech Announce Vaccine Candidate Against COVID-19 Achieved Success in First Interim Analysis from Phase 3 Study"* (Pfizer et BioNTech annoncent que leur vaccin candidat contre la COVID-19 a obtenu de bons résultats lors de la première analyse intermédiaire de l'étude de phase III), communiqué de presse, 9 novembre 2020, https://www.pfizer.com/news/press-release/press-release-detail/pfizer-and-biontech-announce-vaccine-candidate-against.

Pfizer. *"Pfizer and BioNTech Receive Authorization in the European Union for COVID-19 Vaccine"* (Pfizer et BioNTech reçoivent l'autorisation de l'Union européenne pour le vaccin contre la COVID-19), communiqué de presse, 21 décembre 2020, https://www.pfizer.com/news/press-release/press-release-detail/pfizer-and-biontech-receive-authorization-european-union.

Rosen Bruce, Waitzberg Ruth et Israeli Avi. *"Israel's rapid rollout of vaccinations for COVID-19"* (Le lancement rapide des vaccinations contre la COVID-19 en Israël), *Israel Journal of Health Policy Research* 10, n° 6, 6 janvier 2021, https://doi.org/10.1186/s13584-021-00440-6.

Sweet Jesse, dir. *"Mission Possible: The Race for a Vaccine"* (Mission possible : la course pour le vaccin), National Geographic CreativeWorks: Washington DC, 2021, diffusé le 11 mars 2021 sur National Geographic, https://www.youtube.com/watch?v=jbZUZ9JYNBE.

US Food and Drug Administration. *"Pfizer-BioNTech COVID-19 Vaccine"* (Le vaccin Pfizer-BioNTech contre la

COVID-19), https://www.fda.gov/emergency-preparedness-and-response/coronavirus-disease-2019-covid-19/pfizer-biontech-covid-19-vaccine.

OMS. *"WHO issues its first emergency use validation for a COVID-19 vaccine and emphasizes need for equitable global access"* (L'OMS délivre sa première autorisation d'utilisation d'urgence pour un vaccin contre la COVID-19 et souligne le besoin d'un accès mondial équitable), communiqué de presse, 31 décembre 2020, https://www.who.int/news/item/31-12-2020-who-issues-its-first-emergency-use-validation-for-a-covid-19-vaccine-and-emphasizes-need-for-equitable-global-access.

OMS. *COVID-19 Weekly Epidemiological Update* (Mise à jour hebdomadaire sur l'épidémie de COVID-19) 17 novembre 2020, https://www.who.int/docs/default-source/coronaviruse/situation-reports/weekly-epi-update-14.pdf.

Chapitre 7

Akhtar Allana. *"CVS has given more than 10 million COVID-19 vaccine doses"* (CVS a fait don de plus de 10 millions de doses de vaccin contre la COVID-19), *Business Insider*, 1er avril 2021, https://www.businessinsider.com/cvs-administered-more-than-10-million-covid-19-vaccine-shots-2021-4.

BBC News. *"COVID-19: First man to get jab William Shakespeare dies of unrelated illness"* (COVID-19 : le premier homme à avoir reçu le vaccin, William Shakespeare, meurt d'une maladie non liée à la vaccination), 25 mai 2021. https://www.bbc.com/news/uk-england-coventry-warwickshire-57234741.

Boucher Dave, Shamus Kristen Jordan et Spangler Todd. *"Biden postpones visit to Pfizer facility in Portage until Friday"* (Biden reporte à vendredi sa visite du site de Pfizer à Portage), *Detroit Free Press*, 17 février 2021, https://www.freep.com/story/news/politics/2021/02/17/joe-biden-pfizer-facility-portage/6785063002/.

Burger Ludwig. *"BioNTech-Pfizer raise 2021 vaccine output goal to 2.5 billion doses"* (BioNTech-Pfizer augmente son objectif 2021 pour la production du vaccin à 2,5 milliards de doses), Reuters, 30 mars 2021, https://www.reuters.com/article/us-health-coronavirus-biontech-target/biontech-pfizer-raise-2021-vaccine-output-goal-to-2-5-billion-doses-idUSKBN2BM1BW.

Bush Evan et Doughton Sandi. *"Front-line medical workers get first doses of coronavirus vaccine in Seattle"* (À Seattle, les personnels de santé en première ligne reçoivent leur première dose de vaccin contre le coronavirus), *The Seattle Times*, mis à jour le 16 décembre 2020, https://www.seattletimes.com/seattle-news/health/front-line-medical-workers-get-first-doses-of-coronavirus-vaccine-in-seattle/.

Cha Ariana Eunjung, Shammas Brittany, Guarino Ben et Dupree Jacqueline. *"Record numbers of COVID-19 patients push hospitals and staffs to the limit"* (Des chiffres record de patients atteints de COVID-19 poussent les hôpitaux et leurs personnels dans leurs dernières limites), *The Seattle Times*, 16 décembre 2020, https://www.seattletimes.com/nation-world/nation/record-numbers-of-covid-19-patients-push-hospitals-and-staffs-to-the-limit/.

Choi Candace et Smith Michelle R.. *"States ramp up for biggest vaccination effort in US history"* (Les États se préparent à la plus grande campagne vaccinale de l'histoire des États-Unis), *The Seattle Times*, mis à jour le 13 novembre 2020, https://www.seattletimes.com/seattle-news/health/states-ramp-up-for-biggest-vaccination-effort-in-us-history/.

Cott Emma, deBruyn Elliot et Corum Jonathan. *"How Pfizer Makes Its COVID-19 Vaccine"* (Comment Pfizer fabrique son vaccin contre la COVID-19), *The New York Times*, 28 avril 2021, https://www.nytimes.com/interactive/2021/health/pfizer-coronavirus-vaccine.html.

CVS. *"CVS Health surpasses 10 million COVID-19 vaccine doses administered"* (CVS santé dépasse les 10 millions de doses de vaccin COVID-19 administrées), communiqué de presse, 1er avril 2021, https://cvshealth.com/news-and-insights/press-releases/

cvs-health-surpasses-10-million-covid-19-vaccine-doses.

Griffin Riley. *"Pfizer to Deliver U.S. Vaccine Doses Faster Than Expected"* (Pfizer livrera plus vite que prévu les doses de vaccin aux États-Unis), *Bloomberg*, 26 janvier 2021, https://www.bloomberg.com/news/articles/2021-01-26/pfizer-to-deliver-u-s-vaccine-doses-faster-than-expected-ceo.

Hess Corrinne. *"Pfizer's Pleasant Prairie Facility Could Supply Western US With Coronavirus Vaccine"* (Le site Pfizer de Pleasant Prairie pourrait approvisionner l'Ouest des USA en vaccin contre le coronavirus), Wisconsin Public Radio, 9 décembre 2020, https://www.wpr.org/pfizers-pleasant-prairie-facility-could-supply-western-us-coronavirus-vaccine.

Johnson Carolyn Y. *"A vial, a vaccine and hopes for slowing a pandemic – how a shot comes to be"* (Un flacon, un vaccin et des espoirs pour ralentir une pandémie – comment naît un plan), *Washington Post*, 17 novembre 2020, https://www.washingtonpost.com/health/2020/11/17/coronavirus-vaccine-manufacturing/.

Lowe Derek. *"RNA Vaccines And Their Lipids"* (Les vaccins à ARN et leurs lipides), *In the Pipeline* (blog) *Science Translational Medicine*, 11 janvier 2021, https://blogs.sciencemag.org/pipeline/archives/2021/01/11/rna-vaccines-and-their-lipids.

Lupkin Sydney. *"Pfizer"s Coronavirus Vaccine Supply Contract Excludes Many Taxpayer Protections"* (Le contrat d'approvisionnement du vaccin Pfizer contre le coronavirus exclut la protection de beaucoup de contribuables), NPR, 24 novembre 2020, https://www.npr.org/sections/health-shots/2020/11/24/938591815/pfizers-coronavirus-vaccine-supply-contract-excludes-many-taxpayer-protections.

Madani Doha. *"First trucks with Covid-19 vaccine roll out of Pfizer plant in Michigan"* (Les premiers camions avec les vaccins contre la COVID-19 partent de l'usine Pfizer au Michigan), NBC News, 13 décembre 2020, https://www.nbcnews.com/news/us-news/first-trucks-covid-19-vaccine-roll-out-pfizer-plant-michigan-n1251037.

Mahase Elisabeth. *"Vaccinating the UK: How the Covid Vaccine Was Approved, and Other Questions Answered"* (Vaccination au Royaume-Uni : comment le vaccin contre la Covid a été autorisé, et réponses à d'autres questions), *BMJ* 371, 9 décembre 2020 : m4759, https://doi.org/10.1136/bmj.m4759.

Mehta Chavi. *"Lyft, CVS Health partner to increase access to COVID-19 vaccines"* (Lyft et CVS santé s'associent pour améliorer l'accès aux vaccins contre la COVID-19), Reuters, 19 février 2021, https://www.reuters.com/business/healthcare-pharmaceuticals/lyft-cvs-health-partner-increase-access-covid-19-vaccines-2021-02-19/.

Moutinho Sofia. *"Syringe size and supply issues continue to waste COVID-19 vaccine doses in United States"* (La taille des seringues et les problèmes d'approvisionnement continuent de faire perdre des doses de vaccin contre la COVID-19 aux États-Unis), *Science*, 26 mars 2021, https://www.sciencemag.org/news/2021/03/syringe-size-and-supply-issues-continue-waste-covid-19-vaccine-doses-united-states.

O'Donnell Carl. *"Why Pfizer's ultra-cold COVID-19 vaccine will not be at the local pharmacy any time soon"* (Pourquoi le vaccin ultrafroid de Pfizer ne sera pas disponible dans les pharmacies dans un avenir proche), Reuters, 9 novembre 2020, https://www.reuters.com/article/health-coronavirus-vaccines-distribution/why-pfizers-ultra-cold-covid-19-vaccine-will-not-be-at-the-local-pharmacy-any-time-soon-idUSKBN27P2VP.

Park Alice. *"The First Authorized COVID-19 Vaccine in the U.S. Has Arrived"* (Le premier vaccin contre la COVID-19 autorisé aux USA est arrivé), *Time*, 11 décembre 2020, https://time.com/5920134/first-authorized-covid-19-vaccine-us/.

Pfizer. *"COVID-19 Vaccine U.S. Distribution Fact Sheet"* (Fiche d'information sur la distribution du vaccin contre la COVID-19 aux États-Unis), novembre 2020, https://www.pfizer.com/news/hot-topics/covid_19_vaccine_u_s_distribution_fact_sheet.

Pfizer. *"Pfizer and BioNTech to Supply the U.S. with 100 Million Additional Doses of COVID-19 Vaccine"* (Pfizer et BioNTech vont fournir aux États-Unis 100 millions de doses supplémentaires de vaccin contre la COVID-19), communiqué de presse, 3 décembre 2020, https://www.pfizer.com/news/press-release/press-release-detail/pfizer-and-biontech-supply-us-100-million-additional-doses.

Pfizer. *"Pfizer Announces Agreement with Gilead to Manufacture Remdesivir for Treatment of COVID-19"* (Pfizer annonce un accord avec Gilead pour fabriquer du Remdesivir pour traiter la COVID-19), communiqué de presse, 7 août 2020, https://www.pfizer.com/news/press-release/press-release-detail/pfizer-announces-agreement-gilead-manufacture-remdesivir.

Romo Vanessa. *"Some Vials Of COVID-19 Vaccine Contain Extra Doses, Expanding Supply, FDA Says"* (Certains flacons du vaccin contre la COVID-19 contiennent des doses supplémentaires, ce qui augmente l'approvisionnement, selon la FDA), NPR, 16 décembre 2020, https://www.npr.org/sections/coronavirus-live-updates/2020/12/16/947386411/some-vials-of-covid-19-vaccine-contain-extra-doses-expanding-supply.

Routledge. *"John D Ludwig"*, https://www.routledge.com/authors/i3183-john-ludwig#.

Rowland Christopher. *"Biden wants to squeeze an extra shot of vaccine out of every Pfizer vial. It won't be easy"* (Biden veut tirer une dose supplémentaire de vaccin de chaque flacon de Pfizer. Ce ne sera pas facile), *The Washington Post*, 22 janvier 2021, https://www.washingtonpost.com/business/2021/01/22/pfizer-vaccine-doses-syringes/.

Rowland Christopher. *"Inside Pfizer's race to produce the world's biggest supply of covid vaccine"* (Dans la course de Pfizer pour produire le plus grand nombre de vaccins contre la COVID-19 au monde), *The Washington Post*, 16 juin 2021, https://www.washingtonpost.com/business/2021/06/16/pfizer-vaccine-engineers-supply/.

Rowland Christopher. *"Pfizer spent months working to extract sixth dose from vials as vaccine production shortfalls loomed"* (Pfizer a travaillé des mois pour extraire une sixième dose des flacons alors que la production de vaccins menaçait d'être insuffisante), *The Washington Post*, 3 février 2021, https://www.washingtonpost.com/business/2021/02/03/pfizer-vaccine-syringes-doses/.

Rubicon Science. *"Knauer develops Impingement Jet Mixing Technology for the production of mRNA-filled nanoparticles"* (Knauer développe une technologie de mélange par jets afin de produire des nanoparticules emplies d'ARNm), 20 avril 2021, https://rubiconscience.com.au/2021/04/20/

knauer-develops-impingement-jets-mixing-technology-for-the-production-of-mrna-filled-nanoparticles/.

Shadburne Sarah. *"UPS ships out first round of COVID-19 vaccines from Louisville"* (UPS expédie le premier lot de vaccins contre la COVID-19 depuis Louisville), *Louisville Business First*, 14 décembre 2020, https://www.bizjournals.com/louisville/news/2020/12/14/ups-ships-out-first-round-of-covid-vaccines-from.html.

Stares Justin. *"The beer and beauty fame of the Belgian town that is about to save the world"* (La renommée de la bière et de la beauté de la ville belge qui va sauver le monde), *Daily Mail*, 14 novembre 2020, https://www.dailymail.co.uk/news/article-8950061/The-beer-beauty-fame-Belgian-town-save-world.html.

Taliaferro Lanning. *"Rockland Coronavirus: Restrictions Imposed In 4 New Hot Spots"* (Coronavirus à Rockland : des restrictions imposées dans 4 nouveaux clusters), *Patch*, 19 novembre 2020, https://patch.com/new-york/pearlriver/rockland-coronavirus-restrictions-imposed-4-new-hot-spots.

Thomas Katie, LaFraniere Sharon, Weiland Noah, Goodnough Abby et Haberman Maggie. *"F.D.A. Clears Pfizer Vaccine, and Millions of Doses Will Be Shipped Right Away"* (FDA autorise le vaccin Pfizer, et des millions de doses seront expédiées immédiatement), *The New York Times*, 11 décembre 2020, https://www.nytimes.com/2020/12/11/health/pfizer-vaccine-authorized.html, extrait du *New York Times*. © 2020 The New York Times Company, Tous droits réservés, Utilisé sous licence.

Weintraub Karen et Weise Elizabeth. *"The sprint to create a COVID-19 vaccine started in January. The finish line awaits"* (Le sprint pour créer le vaccin contre la COVID-19 a commencé en janvier. On attend à la ligne d'arrivée), *USA Today*, mis à jour le 12 septembre 2020, https://www.usatoday.com/in-depth/news/health/2020/09/11/covid-vaccine-trials-update-timeline-companies-progress-phases/3399557001/.

OMS. *"Tozinameran COVID-19 mRNA Vaccine (nucleoside modified) – COMIRNATY® (Pfizer-BioNTech) Training"* (Vaccin ARNm contre la COVID-19 Tozinameran [modifié par nucléosides] – Formation COMIRNATY® [Pfizer-BioNTech]), 27 janvier 2021, https://cdn.who.int/media/docs/default-source/immunization/covid-19/pfizer-specific-training_full-deck_27-january-final.pdf.

Chapitre 8

Bourla Albert. *"An Open Letter from Pfizer Chairman and CEO to Colleagues"* (Une lettre ouverte du P.-D.G. de Pfizer à ses collègues), Pfizer, 7 mai 2021. https://www.pfizer.com/news/hot-topics/

why_pfizer_opposes_the_trips_intellectual_property_waiver_for_covid_19_vaccines.

Britannica. *"Ursula von der Leyen"*, https://www.britannica.com/biography/Ursula-von-der-Leyen.

Centers for Disease Control and Prevention. *"CDC Price List"* (Liste de prix des CDC [Centres pour le contrôle et la prévention des maladies]), mise à jour le 1er juillet 2021, https://www.cdc.gov/vaccines/programs/vfc/awardees/vaccine-management/price-list/index.html#adult.

Centers for Disease Control and Prevention. *"Vaccine Effectiveness: How Well Do the Flu Vaccines Work?"* (L'efficacité des vaccins : quelle est l'efficacité des vaccins contre la grippe ?), mis à jour le 6 mai 2021, https://www.cdc.gov/flu/vaccines-work/vaccineeffect.htm.

Cooper Ryan. *"Trump's jaw-dropping vaccine screwup"* (L'incroyable raté de Trump en matière de vaccins), *The Week*, 9 décembre 2020, https://theweek.com/articles/953941/trumps-jawdropping-vaccine-screwup.

Das Krishna. *"India delays big exports of AstraZeneca shot, as infections surge"* (L'Inde retarde d'importantes exportations du vaccin AstraZeneca alors que les contaminations augmentent), Reuters, 24 mars 2021, https://www.reuters.com/article/

health-coronavirus-india-vaccine-exclusi-idINKBN2BG27D.

The Economist. *"India's COVID-19 Crisis Has Spiralled out of Control"* (La crise de la COVID-19 en Inde est devenue incontrôlable), 3 mai 2021, https://www.economist.com/graphic-detail/2021/05/03/indias-covid-19-crisis-has-spiralled-out-of-control.

Gaurav Kunal. *"COVID-19 travel ban: These countries have restricted flights to and from India"* (Interdictions de voyager en raison de la COVID-19 : ces pays ont réduit les vols depuis et vers l'Inde), *Hindustan Times*, 4 mai 2021, https://www.hindustantimes.com/world-news/covid19-travel-ban-these-countries-have-restricted-flights-to-and-from-india-101620125693859.html.

LaFraniere Sharon et Montague Zach. *"Pfizer Seals Deal With U.S. for 100 Million More Vaccine Doses"* (Pfizer conclut un accord avec les États-Unis pour 100 millions de doses de vaccin supplémentaires), *The New York Times*, 23 décembre 2020, https://www.nytimes.com/2020/12/23/us/politics/pfizer-vaccine-doses-virus.html.

Lupkin Sydney. *"Defense Production Act Speeds Up Vaccine Production"* (La loi sur la production de défense accélère la production de vaccins), NPR, 13 mars 2020, https://www.npr.org/sections/health-shots/2021/03/13/976531488/defense-production-act-speeds-up-vaccine-production.

Lupkin Sydney. *"U.S. Government May Find It Hard To Get More Doses Of Pfizer's COVID-19 Vaccine"* (Le gouvernement américain pourrait avoir des difficultés à obtenir plus de doses du vaccin Pfizer contre la Covid-19), NPR, 10 décembre 2020, https://www.npr.org/sections/health-shots/2020/12/10/944857395/us-government-may-find-it-hard-to-get-more-doses-of-pfizers-covid-19-vaccine.

Office of the United States Trade Representative. *"Statement from Ambassador Katherine Tai on the COVID-19 Trips Waiver"* (Déclaration de l'ambassadrice Katherine Tai sur les restrictions de voyage dues à la COVID-19), communiqué de presse, 5 mai 2021, https://ustr.gov/about-us/policy-offices/press-office/press-releases/2021/may/statement-ambassador-katherine-tai-covid-19-trips-waiver.

Pfizer. *"Angela Hwang"*, https://www.pfizer.com/people/leadership/executives/angela_hwang.

Pfizer. *"Pfizer and BioNTech Celebrate Historic First Authorization in the US of Vaccine to Prevent COVID-19"* (Pfizer et BioNTech célèbrent l'historique première autorisation du vaccin contre la COVID-19 aux États-Unis), communiqué de presse, 11 décembre 2020, https://www.pfizer.com/news/press-release/press-release-detail/pfizer-and-biontech-celebrate-historic-first-authorization.

Pfizer. *"Pfizer and BioNTech Reach Agreement With Covax For Advance Purchase of Vaccine to Help Combat COVID-19"* (Pfizer et BioNTech concluent un accord avec Covax pour l'achat anticipé de vaccins afin d'aider à combattre la COVID-19), communiqué de presse, 22 janvier 2021, https://www.pfizer.com/news/press-release/press-release-detail/pfizer-and-biontech-reach-agreement-covax-advance-purchase.

Phartiyal Sankalp et Pal Alasdair. *"India's daily COVID-19 cases pass 400,000 for first time as second wave worsens"* (En Inde, le nombre de cas de COVID-19 par jour dépasse les 400 000 pour la première fois alors que la seconde vague empire), Reuters, mis à jour le 30 avril 2021, https://www.reuters.com/world/asia-pacific/india-posts-record-daily-rise-covid-19-cases-401993-2021-05-01/.

Reuters. *"African Union drops AstraZeneca vaccine, which COVAX will supply"* (L'Union africaine abandonne le vaccin AstraZeneca, fourni par Covax), 8 avril 2020, https://www.reuters.com/article/uk-health-coronavirus-africa/african-union-drops-astrazeneca-vaccine-which-covax-will-supply-idUSKBN2BV19H.

Reuters. *"Pfizer-BioNTech to provide 1 bln vaccines to poorer nations this year"* (Pfizer-BioNTech fournira un milliard de vaccins aux nations les plus pauvres cette année), 21 mai 2021, https://www.reuters.com/article/health-coronavirus-pfizer-vaccine/

rpt-pfizer-biontech-to-provide-1-bln-vaccines-to-poorer-nations-this-year-idUSL5N2N83AQ.

Shear Michael D. et Sanger David E. *"Biden Aims to Bolster U.S. Alliances in Europe, but Challenges Loom"* (Biden vise à renforcer les alliances des États-Unis en Europe, mais les défis guettent), *The New York Times*, mis à jour le 11 juin 2021, https://www.nytimes.com/2021/06/09/us/politics/biden-europe-g7.html, extrait du *New York Times*. © 2020 The New York Times Company. Tous droits réservés. Utilisé sous licence.

Stacey Kiran. *"Jeff Zients: the 'Mr Fix It' in charge of tackling the US Covid crisis"* (Jeff Zients : le monsieur « Arrange tout » en charge de s'attaquer à la crise de la COVID-19 aux États-Unis), *Financial Times*, 20 janvier 2021, https://www.ft.com/content/b52ca23e-d244-498b-8199-5f7bd3f64177.

Stearns Jonathan, Nardelli Alberto et Chrysoloras Nikos. *"Faced With Vaccine Shortages, EU Set to Impose Export Controls"* (Face au manque de vaccins, l'Union européenne s'apprête à imposer des contrôles à l'exportation), Bloomberg, 28 janvier 2021, https://www.bloomberg.com/news/articles/2021-01-28/europe-opens-door-to-vaccine-export-ban-risking-global-backlash.

Secrétariat d'État américain à la Santé. *"Fact Sheet: Explaining Operation Warp Speed"* (Fiche d'information : explication de l'opération "Warp Speed"), 21 décembre 2020, https://public3.pagefreezer.com/content/HHS.gov/31-12-2020T08:51/https:/www.hhs.gov/about/news/2020/06/16/fact-sheet-explaining-operation-warp-speed.html.

Ambassade et consulats américains au Royaume-Uni. *"COVID-19 Information"* (Informations sur la COVID-19), https://uk.usembassy.gov/covid-19-coronavirus-information/.

Twohey Megan, Collins Ketin et Thomas Katie. *"With First Dibs on Vaccines, Rich Countries Have 'Cleared the Shelves'"* (Les pays riches, premiers servis en vaccins, ont fait la razzia), *The New York Times*, mis à jour le 18 décembre 2020, https://www.nytimes.com/2020/12/15/us/coronavirus-vaccine-doses-reserved.html.

The Week. *"Tregenna Castle: inside the Cornwall resort hosting G7 summit leaders"* (Le château de Tregenna : à l'intérieur de la station balnéaire de Cornouailles qui accueille le sommet des leaders du G7), 10 juin 2021, https://www.theweek.co.uk/news/uk-news/953111/inside-tregenna-castle-resort-where-world-leaders-will-stay-for-g7.

Weixel Nathaniel. *"US comes under pressure to share vaccines with rest of world"* (Les États-Unis soumis à des pressions pour partager les vaccins avec le reste du monde), *The Hill*, 14 mars 2021, https://thehill.com/policy/healthcare/543004-us-comes-under-pressure-to-share-vaccines-with-rest-of-world.

Banque mondiale. *"Atlas method – detailed methodology"* (Méthode Atlas – méthodologie détaillée), https://datahelpdesk.worldbank.org/knowledgebase/articles/378832-what-is-the-world-bank-atlas-method.

Banque mondiale. *"The World by Income and Region"* (Le monde par revenus et par régions), indicateurs de développement des pays du monde, 2020, https://datatopics.worldbank.org/world-development-indicators/the-world-by-income-and-region.html.

OMS. *"Biography: Dr Tedros Adhanom Ghebreyesus"* (Biographie du Dr Tedros Adhanom Ghebreyesus), https://www.who.int/director-general/biography.

OMS. *"Dr Tedros takes office as WHO Director-General"* (Dr Tedros prend ses fonctions au poste de directeur général de l'OMS), communiqué de presse, 1er juillet 2017, https://www.who.int/news/item/01-07-2017-dr-tedros-takes-office-as-who-director-general.

OMS. *"What is the ACT-Accelerator?"* (Qu'est-ce que l'accélérateur ACT ?), https://www.who.int/initiatives/act-accelerator/about.

Sommet mondial de la santé. *"Albert Bourla"*, https://www.worldhealthsummit.org/speaker-view.html?tx_glossary2_glossary%5Bglossary%5D=497&tx_glossary2_glossary%5Baction%5D=show&tx_glossary2_glossary%5Bcontroller%5D=Glossary&cHash=4c5aa69f2ebf2b540822f6a2d525bfd8.

Organisation mondiale du commerce. *"Overview: The TRIPS Agreement"* (Vue d'ensemble : Accords sur les aspects des droits de propriété intellectuelle qui touchent au commerce), https://www.wto.org/english/tratop_e/trips_e/intel2_e.htm.

Organisation mondiale du commerce. *"Export Controls and Export Bans over the Course of the COVID-19 Pandemic"* (Contrôles et interdictions des exportations pendant la pandémie de COVID-19), communiqué de presse, 29 avril 2020, https://www.wto.org/english/tratop_e/covid19_e/bdi_covid19_e.pdf.

Chapitre 9

Al Jazeera. "As Olympics begin, Japan rolls out red carpet for Pfizer CEO" (Alors que les Jeux olympiques commencent, le Japon déroule le tapis rouge pour le P.-D.G. de Pfizer), 23 juillet 2021, https://www.aljazeera.com/economy/2021/7/23/

japan-rolls-out-red-carpet-for-pfizer-ceo-to-ensure-jab-delivery.

Baron John. *"The Life of Edward Jenner, M.D., LL.D., F.R.S., Physician Extraordinary to His Majesty George IV, Foreign Associate of the National Institute of France, With Illustrations of His Doctrines, and Selections from His Correspondence"* (La vie d'Edward Jenner, médecin extraordinaire de Sa Majesté George IV, associé étranger de l'Institut de France, avec des illustrations de sa doctrine et une sélection de sa correspondance), *Edinburgh Medical and Surgical Journal* 51, n° 139, 1er avril 1839 : 500-527.

Biden Joseph R. *"Inaugural Address by President Joseph R. Biden, Jr"* (Discours d'investiture du président Joseph R. Biden, Jr), Discours, Washington DC, 20 janvier 2021, https://www.whitehouse.gov/briefing-room/speeches-remarks/2021/01/20/inaugural-address-by-president-joseph-r-biden-jr/.

Department of Health and Social Care. *"UK COVID-19 vaccines delivery plan"* (Le plan d'approvisionnement du Royaume-Uni en vaccins contre la COVID-19), Gov.uk, mis à jour le 13 janvier 2021, https://www.gov.uk/government/publications/uk-covid-19-vaccines-delivery-plan/uk-covid-19-vaccines-delivery-plan.

Guarascio Francesco. *“EU to shortly sign world's largest vaccine deal with Pfizer”* (L'Union européenne s'apprête à signer avec Pfizer le contrat le plus important au monde pour la livraison de vaccins), Reuters, 23 avril 2021, https://www.reuters.com/business/healthcare-pharmaceuticals/eu-seals-deal-with-pfizer-biontech-up-18-bln-doses-vaccine-eu-official-2021-04-23/.

Comité International Olympique. *“Who was Pierre de Coubertin?”* (Qui était Pierre de Coubertin ?), 28 avril 2021, https://olympics.com/ioc/faq/history-and-origin-of-the-games/who-was-pierre-de-coubertin.

Jenner Institute. *“About Edward Jenner”* (Au sujet d'Edward Jenner), https://www.jenner.ac.uk/about/edward-jenner.

Johnson Boris. *“Excellent conversation with Albert Bourla yesterday”* (Une excellente conversation avec Albert Bourla hier), LinkedIn, 14 janvier 2021, https://www.linkedin.com/posts/boris-johnson_excellent-conversation-with-albert-bourla-activity-6755790234409021440-BfMU/.

Lentz Thierry. *“Talking Point with Thierry Lentz: Vaccination: When Napoleon Declared War on Smallpox”* (Sujets de discussion avec Thierry Lentz – Vaccination : Quand Napoléon déclara la guerre à la variole), *Napoleon.org*. https://www.napoleon.org/

en/history-of-the-two-empires/articles/talking-point-with-thierry-lentz-vaccination-when-napoleon-declared-war-on-smallpox/.

Maan Anurag, Ahluwalia Shaina et Kavya B. *"Global coronavirus cases exceed 50 millions after 30-day spike"* (Le nombre de cas de coronavirus dans le monde dépasse 50 millions après un pic de 30 jours), Reuters, 8 novembre 2020, https://www.reuters.com/article/health-coronavirus-global-cases/global-coronavirus-cases-exceed-50-million-after-30-day-spike-idUSKBN27O0IO.

Navajo Nation OPVP Communications. *"Live Town Hall Meeting with Dr. Albert Bourla 12.24.20"* (Réunion publique en direct avec le Dr Albert Bourla, le 24 décembre 2020), YouTube, diffusé en live le 24 décembre 2020, https://www.youtube.com/watch?v=wjscKbMSuUk.

Obrador Andrés Manuel López. *"Presidente afianza con Pfizer compromiso de entrega de vacunas"* (Le président réaffirme l'engagement de Pfizer à fournir des vaccins), communiqué de presse, 19 janvier 2021, https://lopezobrador.org.mx/2021/01/19/presidente-afianza-con-pfizer-compromiso-de-entrega-de-vacunas/.

Pfizer. *"Pfizer and BioNTech to Provide COVID-19 Vaccine Doses for Olympic Athletes at the 2020 Tokyo*

Games" (Pfizer et BioNTech fournissent aux athlètes olympiques des doses de vaccin contre la COVID-19 aux Jeux 2020 de Tokyo), communiqué de presse, 6 mai 2021, https://www.pfizer.com/news/press-release/press-release-detail/pfizer-and-biontech-provide-covid-19-vaccine-doses-olympic.

Rickert Levi. *"Navajo Nation President Spoke with Pfizer CEO about Vaccine on Wednesday"* (Le président de la Nation navajo a parlé mercredi avec le P.-D.G. de Pfizer au sujet du vaccin), Native News Online, 9 décembre 2020, https://nativenewsonline.net/currents/navajo-nation-president-spoke-with-pfizer-ceo-about-vaccine-on-wednesday.

Shea Sandra L. *"How Can Scientists Promote Peace?"* (Comment les scientifiques peuvent promouvoir la paix ?) *Temperature* 5, n° 1, 22 février 2018 : 7-8. https://doi.org/10.1080/23328940.2017.1397086.

Von der Leyen Ursula. *"Statement by President von der Leyen, Prime Minister of Belgium De Croo, CEO of Pfizer Bourla, and co-founder and Chief Medical Officer of BioNTech Türeci, following the visit to the Pfizer manufacturing plant in Puurs, Belgium"* (Déclaration de la présidente von der Leyen, du Premier ministre de Belgique De Croo, du P.-D.G. de Pfizer Bourla, et du cofondateur et médecin chef de BioNTech Türeci, après la visite de l'usine Pfizer à Puurs, en Belgique), Discours, Puurs, Belgique, 13 avril 2021, https://

ec.europa.eu/commission/presscorner/detail/en/statement_21_1929.

Zeidler Maryse. *"Canadians' hesitancy about COVID-19 vaccine dropping, new poll suggests"* (Selon les sondages, la réserve des Canadiens par rapport au vaccin contre la COVID-19 diminue), CBC News, 8 mars 2021, https://www.cbc.ca/news/canada/british-columbia/vaccine-poll-hesitancy-dropping-1.5940400.

Chapitre 10

Arlosoroff Meirav. *"Israel's Population Is Growing at a Dizzying Rate. Is It Up for the Challenge?"* (La population israélienne augmente à une vitesse vertigineuse. Est-elle prête à relever ce défi ?), *Haaretz*, 4 janvier 2021, https://www.haaretz.com/israel-news/.premium.MAGAZINE-israel-s-population-is-growing-at-a-dizzying-rate-is-it-up-for-the-challenge-1.9410043.

Benmeleh Yaacov. *"World-Leading Vaccine Push Augurs Return to Normal in Israel"* (Leader mondial dans sa campagne de vaccination, Israël pourrait retourner à la normale), *Bloomberg*, 16 février 2021, https://www.bloomberg.com/news/articles/2021-02-16/world-s-fastest-vaccine-push-augurs-return-to-normal-in-israel.

Bourla Albert. *"While Caution Should Be Used in Extrapolating to Other Countries, These Observational Findings Are Demonstrating the Impact We Have in*

Reducing Human Pain and Makes All of Us at Pfizer so Proud: https://Bit.Ly/3wcS6qx (2/2)" (Tout en restant prudent quant à l'extrapolation à d'autres pays, ces résultats d'observation démontrent l'impact que nous avons dans la réduction de la souffrance humaine et cela nous rend tous très fiers chez Pfizer), Tweet, @ AlbertBourla (blog), 17 mai 2021, https://twitter.com/AlbertBourla/status/1394281683009089544.

Centers for Disease Control and Prevention. *"Joint CDC and FDA Statement on Vaccine Boosters"* (Déclaration conjointe de la FDA et des CDC sur le rappel du vaccin), communiqué de presse, 8 juillet 2021, https://www.cdc.gov/media/releases/2021/s-07082021.html.

Centers for Disease Control and Prevention. *"Joint Statement from HHS Public Health and Medical Experts on COVID-19 Booster Shots"* (Déclaration conjointe du département de la Santé des services sociaux américains et d'experts médicaux sur le rappel du vaccin contre la COVID-19) communiqué de presse, 18 août 2021, https://www.cdc.gov/media/releases/2021/s0818-covid-19-booster-shots.html.

Centers for Disease Control and Prevention. *"Media Statement from CDC Director Rochelle P. Walensky, MD, MPH, on Signing the Advisory Committee on Immunization Practices' Recommendation for an Additional Dose of an mRNA COVID-19 Vaccine in Moderately to Severely Immunocompromised People"* (Discours du directeur du

CDC le docteur en médecine Rochelle P. Walensky, au sujet de sa signature de la recommandation du Comité consultatif sur les pratiques vaccinales d'administrer une dose supplémentaire du vaccin ARNm contre la COVID-19 pour les personnes modérément ou sévèrement immunodéprimées), communiqué de presse, 13 août 2021, https://www.cdc.gov/media/releases/2021/s0813-additional-mRNA-mrna-dose.html.

Centers for Disease Control and Prevention. *"Science Brief: Background Rationale and Evidence for Public Health Recommendations for Fully Vaccinated People"* (Dossier scientifique : contexte rationnel et preuves pour justifier des recommandations de santé publique pour les personnes complètement vaccinées), mis à jour le 2 avril 2021, https://www.icpcovid.com/sites/default/files/2021-04/Ep%20128-9%20Science%20Brief_%20Background%20Rationale%20and%20Evidence%20for%20Public%20Health%20Recommendations%20for%20Fully%20Vaccinated%20People.pdf.

Centers for Disease Control and Prevention. *"Science Brief: COVID-19 Vaccines and Vaccination"* (Dossier scientifique : les vaccins contre la COVID-19 et la vaccination), mis à jour le 27 juillet 2021, https://www.cdc.gov/coronavirus/2019-ncov/science/science-briefs/fully-vaccinated-people.html.

Dimolfetta David. *"Netanyahu visits grave of Yoni, killed during Operation Entebbe 43 years ago"* (Netanyahu sur la tombe de Yoni, tué pendant l'opération Entebbe, il y a 43 ans), *Jerusalem Post,* 10 juillet 2019, https://www.jpost.com/israel-news/netanyahu-visits-grave-of-murdered-brother-commemorating-43-years-595197.

Erman Michael et Lubell Maayan. *"Pfizer/BioNTech say data suggests vaccine 94 % effective in preventing asymptomatic infection"* (Selon Pfizer/BioNTech, les données suggèrent que le vaccin est efficace à 94 % pour prévenir des infections asymptomatiques), Reuters, 11 mars 2021, https://www.reuters.com/business/healthcare-pharmaceuticals/pfizerbiontech-say-data-suggests-vaccine-94-effective-preventing-asymptomatic-2021-03-11/.

Friedman Gabe. *"Meet Mikael Dolsten, the Jewish immigrant leading Pfizer's vaccine charge"* (Rencontrez Mikael Dolsten, l'émigrant juif à la tête de la campagne de Pfizer pour le vaccin), *Baltimore Jewish Times,* 30 décembre 2020, https://www.jewishtimes.com/meet-mikael-dolsten-the-jewish-immigrant-leading-pfizers-vaccine-charge/.

Haas Eric J., Angulo Frederick J., McLaughlin John M. et al. *"Impact and Effectiveness of mRNA BNT162b2 Vaccine against SARS-CoV-2 Infections and COVID-19 Cases, Hospitalisations, and Deaths Following a Nationwide Vaccination Campaign in Israel: An Observational Study Using National Surveillance Data*" (Impact et efficacité du vaccin ARNm BNT162b2 contre les infections SARS-CoV-2 et les cas de COVID-19, les hospitalisations et décès dus à la COVID-19, après une campagne nationale de vaccination en Israël : une étude observationnelle s'appuyant sur les données nationales de surveillance), *The Lancet* 397, n° 10287,15 mai 2021 : 1819-29. https://doi.org/10.1016/S0140-6736(21)00947-8, extrait repris de *The Lancet*, copyright 2021, avec l'autorisation d'Elsevier.

Jaffe-Hoffman Maayan. "*Israel signs agreement with Pfizer, Moderna for millions more COVID-19 vaccines*" (Israël signe un accord avec Pfizer et Moderna pour des millions de vaccins supplémentaires contre la COVID-19), *Jerusalem Post*, 20 avril 2021, https://www.jpost.com/health-science/israel-to-sign-agreement-for-millions-more-pfizer-vaccines-665621.

Lardieri Alexa. "*All Israelis Over 16 Are Eligible for Coronavirus Vaccine*" (Tous les Israéliens de plus de 16 ans sont éligibles pour le vaccin contre le coronavirus), *U.S. News & World Report*, 4 février 2021, https://www.usnews.com/news/health-news/articles/2021-02-04/all-israelis-over-16-are-eligible-for-coronavirus-vaccine.

Pfizer. "*Pfizer and BioNTech Provide Update on Booster Program in Light of the Delta-Variant*" (Pfizer et BioNTech font le point sur le programme de rappel à la lumière du variant Delta), communiqué de presse, 8 juillet 2021, https://cdn.pfizer.com/pfizercom

Ritchie Hannah, Ortiz-Ospina Esteban, Beltekian Diana et al. ; et Max Roser. *"Coronavirus Pandemic (COVID-19)"* (Pandémie de Coronavirus [COVID-19]), OurWorldInData.org, https://ourworldindata.org/coronavirus ; licence CC BY 4.0.

Srivastava Mehul. *"Israelis raise glass to Pfizer as lockdown ends"* (Les Israéliens lèvent leurs verres à Pfizer alors que le confinement prend fin), *Financial Times*, 12 mars 2021, https://www.ft.com/content/4cf1b235-ed07-4ffe-bab4-95846a0ecf36.

Ministère de la Santé d'Israël. *"MoH Pfizer Collaboration Agreement"* (Accord de coopération entre le ministère de la Santé israélien et Pfizer), 6 janvier 2021, https://govextra.gov.il/media/30806/11221-moh-pfizer-collaboration-agreement-redacted.pdf.

Tikkanen Roosa, Osborn Robin, Mossialos Elias et al. *"Israel"*, Commonwealth Fund International Health Care System Profiles, 5 juin 2020, https://www.commonwealthfund.org/international-health-policy-center/countries/israel.

Times of Israel. "Pfizer CEO hails 'obsessive' Netanyahu for calling 30 times to seal vaccine deal" (Le P.-D.G. de

Pfizer salue Netanyahu « l'obsessionnel » pour avoir appelé 30 fois afin de conclure le contrat sur le vaccin), 11 mars 2021, https://www.timesofisrael.com/pfizer-ceo-obsessive-netanyahu-called-30-times-in-effort-to-seal-vaccine-deal/.

Times of Israel. "Pfizer CEO to Visit Israel in March – Report" (Le P.-D.G. de Pfizer devrait aller en Israël au mois de mars – reportage), 21 février 2021, https://www.timesofisrael.com/liveblog_entry/pfizer-ceo-to-visit-israel-in-march-report/.

VOA News. "World Marks One-Year Anniversary of WHO's Official Declaration of COVID-19 Pandemic" (Le monde célèbre le premier anniversaire de la déclaration officielle de la pandémie de COVID-19 par l'OMS), 11 mars 2021, https://www.voanews.com/covid-19-pandemic/world-marks-one-year-anniversary-whos-official-declaration-covid-19-pandemic.

Chapitre 11

Fondation Appeal of Conscience. *"Dr. Albert Bourla acceptance remarks upon receiving the 2021 Appeal of Conscience Award"* (Le discours de remerciement du Dr Albert Bourla lors de l'attribution du prix Appeal of Conscience 2021), 26 mai 2021, https://appealofconscience.org/dr-albert-bourla-acceptance-remarks-upon-receiving-the-2021-appeal-of-conscience-award/.

Bourla Albert. *"An Open Letter from Pfizer Chairman and CEO Albert Bourla"* (Une lettre ouverte du P.-D.G. de Pfizer Albert Bourla), Pfizer, 16 octobre 2020, https://www.pfizer.com/news/hot-topics/an_open_letter_from_pfizer_chairman_and_ceo_albert_bourla.

Doshi Peter. *"COVID-19 Vaccine Trial Protocols Released"* (Publication des protocoles d'essais du vaccin contre la Covid-19), *BMJ* 371, 21 octobre 2020 : m4058. https://doi.org/10.1136/bmj.m4058.

Gottfried Jeffrey, Walker Mason et Mitchell Amy. *"Americans' Views of the News Media During the COVID-19 Outbreak"* (L'opinion des Américains sur les médias d'information pendant la crise de la COVID-19), Pew Research Center, 8 mai 2020, https://www.journalism.org/2020/05/08/americans-views-of-the-news-media-during-the-covid-19-outbreak/.

Lee Bruce Y. *"Trump Suggests 'Deep State' At FDA Is Delaying COVID-19 Coronavirus Vaccine Testing"* (Trump suggère que « l'état profond » à la FDA retarde les essais sur le vaccin contre la COVID-19), *Forbes*, 22 août 2020, https://www.forbes.com/sites/brucelee/2020/08/22/trump-says-deep-state-or-whoever-at-fda-delaying-covid-19-coronavirus-vaccine-testing/?sh=632e53b0f48d.

Merriam-Webster. *"Trust"* (Confiance), https://www.merriam-webster.com/dictionary/trust.

Pfizer. *"Biopharma Leaders Unite To Stand With Science"* (Les leaders de la Biopharma s'unissent pour la science), communiqué de presse, 8 septembre 2020, https://www.pfizer.com/news/press-release/press-release-detail/biopharma-leaders-unite-stand-science.

Pfizer. *"Let's Undo Underrepresented Diversity in Clinical Trials"* (Finissons-en avec la sous-représentation de la diversité dans les essais cliniques), https://www.pfizer.com/science/clinical-trials/diversity-clinical-trials.

Pfizer. *"No Stone Left Unturned In The Fight Against COVID-19"* (Rien n'est laissé au hasard dans le combat contre la COVID-19), YouTube, 2 septembre 2020, https://www.youtube.com/watch?v=_PBLoSN7OUo.

Pfizer. *"Science Will Win – Ask Science"* (La science vaincra – Demandez à la science), YouTube, 15 avril 2020, https://www.youtube.com/watch?v=Xl0tEfLve1U.

Fondation Robert Wood Johnson et Harvard T.H. Chan School of Public Health. *The Public's Perspective on the United States Public Health System* (L'opinion publique sur le système de santé publique aux États-Unis), 13 mai 2021, https://www.rwjf.org/en/library/research/2021/05/the-publics-perspective-on-the-united-states-public-health-system.html.

Snyder Bulik Beth. *"Pharma's reputation rehab: A whopping two-thirds of Americans now offer a thumbs-up, Harris Poll finds"* (Réhabilitation de la réputation de l'industrie pharmaceutique : selon un sondage Harris, deux bons tiers des Américains en ont maintenant une opinion positive), *Fierce Pharma*, 19 février 2021, https://www.fiercepharma.com/marketing/pharma-reputation-hits-high-americans-two-thirds-now-give-positive-rating-harris-poll.

Stacey Kiran. *"FDA head says he is willing to fast-track COVID-19 vaccine"* (Le directeur de la FDA se dit prêt à accélérer le traitement du vaccin contre la COVID-19), *Financial Times*, 30 août 2020, https://www.ft.com/content/f8ecf7b5-f8d2-4726-ba3f-233b8497b91a.

Sweet Jesse, dir. *"Mission Possible: The Race for a Vaccine"* (Mission possible : la course pour le vaccin), National Geographic CreativeWorks: Washington DC, 2021, diffusé le 11 mars 2021 sur National Geographic, https://www.youtube.com/watch?v=jbZUZ9JYNBE.

Vardi Nathan. *"The Race Is On: Why Pfizer May Be the Best Bet to Deliver a Vaccine by the Fall"* (La course a commencé – Pourquoi Pfizer pourrait être le mieux placé pour fournir un vaccin à l'automne), *Forbes*, 20 mai 2020, https://www.forbes.com/sites/nathanvardi/2020/05/20/the-man-betting-1-billion-that-pfizer-can-deliver-a-vaccine-by-this-fall/?sh=385a522382e9.

VOA News. "Fauci 'Cautiously Optimistic' About Coronavirus Vaccine" (Fauci se dit « prudemment optimiste » au sujet du vaccin contre le coronavirus), 31 juillet 2020, https://www.voanews.com/covid-19-pandemic/fauci-cautiously-optimistic-about-coronavirus-vaccine.

Wagner Meg et Macaya Melissa. *"Fauci testifies on coronavirus response"* (Fauci témoigne de la stratégie contre le coronavirus), CNN, 31 juillet 2020, https://www.cnn.com/politics/live-news/fauci-coronavirus-testimony-07-31-20/h_d880e3e2e3cedbfdce59805138f3477b.

Westall Mark. *"Pfizer"s Vaccine Branding Victory Delivers Lessons for Marketers Everywhere"* (La victoire de Pfizer avec le marketing de son vaccin est riche en enseignements pour les professionnels du marketing partout dans le monde), *AdAge*, 19 juillet 2021, https://adage.com/article/opinion/pfizers-vaccine-branding-victory-delivers-lessons-marketers-everywhere-opinion/2351431.

Chapitre 12

Cubanski Juliette, Neuman Tricia, Orgera Kendal et Damico Anthony. *No Limit: Medicare Part D Enrollees Exposed to High Out-of-Pocket Drug Costs Without a Hard Cap on Spending* (Sans limite : le coût des médicaments à la charge des souscripteurs de Medicare Part D peut être élevé si aucun plafond n'est imposé),

The Henry J. Kaiser Family Foundation, novembre 2017, https://files.kff.org/attachment/Issue-Brief-No-Limit-Medicare-Part-D-Enrollees-Exposed-to-High-Out-of-Pocket-Drug-Costs-Without-a-Hard-Cap-on-Spending.

Commission européenne. *"Health technology assessment"* (Évaluation de la technologie de santé), https://ec.europa.eu/health/technology_assessment/overview_en.

Miao Lei, Zhang Yu et Huang Leaf. *"mRNA vaccine for cancer immunotherapy"* (Le vaccin ARNm pour l'immunothérapie du cancer), *Molecular Cancer* 20, n° 41, 25 février 2021, https://molecular-cancer.biomedcentral.com/articles/10.1186/s12943-021-01335-5.

Pfizer. *"Pfizer Reports Strong First-Quarter 2021 Results"* (Pfizer fait part de solides résultats pour le premier trimestre 2021), communiqué de presse, 4 mai 2021, https://investors.pfizer.com/investor-news/press-release-details/2021/PFIZER-REPORTS-STRONG-FIRST-QUARTER-2021-RESULTS/default.aspx.

Pfizer. *"Rod MacKenzie, PH.D"*, https://www.pfizer.com/people/leadership/executives/rod_mackenzie-phd.

Smithsonian National Air and Space Museum. *"The Journey Home"* (Voyage de retour), Apollo vers la Lune, https://airandspace.si.edu/exhibitions/apollo-to-the-moon/online/apollo-11/journey-home.cfm.

Maison-Blanche. *"Fact Sheet: President Biden Takes Executive Actions to Tackle the Climate Crisis at Home and Abroad, Create Jobs, and Restore Scientific Integrity Across Federal Government"* (Fiche d'information : le président Biden prend des mesures pour lutter contre la crise climatique aux USA et dans le monde, créer des emplois et restaurer l'intégrité scientifique à tous les niveaux du gouvernement fédéral), communiqué de presse, 7 janvier 2021, https://www.whitehouse.gov/briefing-room/statements-releases/2021/01/27/fact-sheet-president-biden-takes-executive-actions-to-tackle-the-climate-crisis-at-home-and-abroad-create-jobs-and-restore-scientific-integrity-across-federal-government/.

OMS. *"Cancer"*, 3 mars 2021, https://www.who.int/news-room/fact-sheets/detail/cancer.

Épilogue

Centre Carter. *"Corporate, Government, and Foundation Giving"* (Donations des entreprises, des gouvernements et des fondations), https://www.cartercenter.org/donate/corporate-government-foundation-partners/index.html.

Centre Carter. *"Jimmy Carter (biography)"* 6 novembre 2019, https://www.cartercenter.org/about/experts/jimmy_carter.html.

Pfizer. *"Board Members"* (Membres du conseil d'administration), https://www.pfizer.com/people/leadership/board-of-directors.

Weiner Stacy. *"Applications to medical school are at an all-time high. What does this mean for applicants and schools?"* (Le nombre de candidatures aux écoles de médecine atteint une hauteur inégalée. Qu'est-ce que cela signifie pour les candidats et les écoles ?), American Association of Medical Colleges (AAMC), 22 octobre 2020, https://www.aamc.org/news-insights/applications-medical-school-are-all-time-high-what-does-mean-applicants-and-schools.

À propos de l'auteur

Durant plus de vingt-cinq ans chez Pfizer, le Dr Albert Bourla s'est bâti une carrière variée et couronnée de succès en occupant un certain nombre de postes de direction dans plusieurs pays et différents domaines. Il a quitté le monde universitaire pour rejoindre Pfizer, la seule entreprise pour laquelle il ait jamais travaillé. Avec sa femme Myriam et ses enfants Mois et Selise, ils ont vécu dans huit villes différentes dans pas moins de cinq pays.

En tant que directeur général, il a orienté l'entreprise vers un nouvel objectif – « des innovations qui changent la vie des patients » – en mettant l'accent sur la promotion de l'innovation scientifique et commerciale nécessaire pour transformer le secteur de la santé. Avant de prendre les rênes de Pfizer au poste de directeur général en janvier 2019, il y a occupé celui de directeur de l'exploitation à partir de janvier 2018, chargé de superviser la stratégie commerciale, la fabrication et le développement des produits de la société à l'international. Auparavant, de février 2016 à décembre 2017, il a été président de groupe de Pfizer Innovative Health, et a scindé l'entreprise en six unités commerciales qui ont commencé à fonctionner comme autant de biotechs « indépendantes », se disputant les budgets en fonction des mérites de leurs projets de recherche respectifs. De janvier 2014 à janvier 2016, il a été président de groupe des activités internationales de Pfizer dans le domaine des vaccins, de l'oncologie et de la santé grand public. Le Dr Bourla a débuté chez Pfizer en 1993, au département de la médecine vétérinaire, en tant que directeur technique pour la Grèce. Il a occupé des postes à responsabilité croissante au sein de son département dans toute l'Europe, avant de rejoindre, en 2001, le siège international de Pfizer à New York.

Il est docteur en médecine vétérinaire et titulaire d'un doctorat en biotechnologie de la reproduction de l'école vétérinaire de l'université Aristote. En 2020, après avoir passé un an au poste de directeur général, il a été nommé meilleur dirigeant américain dans le secteur pharmaceutique par le magazine *Institutional Investor*. En 2021, il a reçu, entre autres, le prix de l'Appel de la conscience de la fondation homonyme, le prix David Rockefeller du Museum of Modern Art (MOMA), le prix du père de l'année du Comité national de la fête des Pères au profit de l'organisation Save the Children, le Athenagoras Human Rights Award de l'ordre de Saint-André (Archontes du Patriarcat œcuménique en Amérique), le Roy Vagelos Pro Bono Humanum Award for Global Health Equity de la fondation Galien, le

Theodor Herzl Award du Congrès juif mondial, et le Distinguished Leadership Award de l'Atlantic Council. Il a également été élevé au rang de Grand-cordon de l'ordre de l'Indépendance par le roi Abdallah II de Jordanie et a reçu la Croix d'or de l'ordre du Rédempteur des mains d'Ekateríni Sakellaropoúlou, présidente de la Grèce.

Le Dr Bourla est titulaire de diplômes honorifiques de la faculté de médecine de l'université Aristote de Thessalonique et du Babson College. Il fait partie du comité exécutif du Partnership for New York City, est membre de plusieurs conseils d'administration – Pfizer, Inc., PhRMA et Catalyst – et administrateur du United States Council for International Business.

Table des matières

Composition
PRESS·PROD

Imprimé en France par
CPI Brodard & Taupin
en mars 2022

Dépôt légal : avril 2022
N° d'impression : 3047204
ISBN : 978-2-7499-4854-6
LAF : 3171